Personal trainer

INSTITUTO PHORTE EDUCAÇÃO
PHORTE EDITORA

Diretor-Presidente
Fabio Mazzonetto

Diretora Financeira
Vânia M. V. Mazzonetto

Editor-Executivo
Fabio Mazzonetto

Diretora Administrativa
Elizabeth Toscanelli

CONSELHO EDITORIAL

Educação Física
Francisco Navarro
José Irineu Gorla
Paulo Roberto de Oliveira
Reury Frank Bacurau
Roberto Simão
Sandra Matsudo

Educação
Marcos Neira
Neli Garcia

Fisioterapia
Paulo Valle

Nutrição
Vanessa Coutinho

Personal trainer

Uma abordagem prática do treinamento personalizado

Fabiano Pinheiro Peres

São Paulo, 2013.

Personal trainer: uma abordagem prática do treinamento personalizado
Copyright © 2013 by Phorte Editora

Rua Treze de Maio, 596
Bela Vista – São Paulo – SP
CEP: 01327-000
Tel./fax: (11) 3141-1033
Site: www.phorte.com.br
E-mail: phorte@phorte.com.br

Nenhuma parte deste livro pode ser reproduzida ou transmitida de qualquer forma ou por qualquer meio, sem autorização prévia por escrito da Phorte Editora Ltda.

CIP-BRASIL. CATALOGAÇÃO NA PUBLICAÇÃO
SINDICATO NACIONAL DOS EDITORES DE LIVROS, RJ

P51p

Peres, Fabiano Pinheiro
Personal trainer : uma abordagem prática do treinamento personalizado / Fabiano Pinheiro Peres ; ilustrações Felipe Risi Leonetti. - 1. ed. - São Paulo : Phorte, 2013.
il. ; 24 cm.

Inclui bibliografia
ISBN 978-85-7655-474-5

1. Exercícios físicos - Manuais, guias, etc. 2. Preparadores físicos pessoais - Manuais, guias, etc. 3. Aptidão física - Manuais, guias, etc. I. Leonetti, Felipe Risi. II. Título.

| 13-06558 | CDD: 613.71 |
| | CDU: 613.71 |

ph1965

Este livro foi avaliado e aprovado pelo Conselho Editorial da Phorte Editora.
(www.phorte.com.br/conselho_editorial.php)

Impresso no Brasil
Printed in Brazil

Dedico este livro a todas as pessoas que direta ou indiretamente contribuíram para que ele se tornasse realidade.

Ao grande mestre, Prof. Dilmar Pinto Guedes. Seus cursos, palestras e livros fizeram e fazem parte da minha sólida formação acadêmica. Você é o principal culpado pela minha paixão em ensinar Educação Física.

Aos meus alunos dedicados, que me inspiram a cada aula ministrada.
À minha família: papai Roque, mamãe Ana Lúcia, mamãe Lalinha, manas Rossana, Letícia e Gabriela. Amo vocês!

À mulher mais fantástica que conheci em toda a minha vida!
Um exemplo de força, dedicação e amor: vovó Lourdes.
Obrigado por ser tudo na minha vida.
TE AMO!

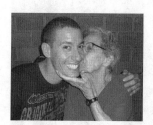

Agradecimentos

Primeiramente, a Deus, por sempre ter me dado força nos momentos em que mais precisei.

Aos profissionais que me ajudaram a tornar esta obra uma realidade: Paulo Roberto Santos Silva, Luiz Antônio Domingues Filho, João Felipe Mota, Christianne de Faria Coelho Ravagnani, Elaine Cristina Leite Pereira e Márcia Cristina Leite Pereira.

À Phorte Editora pela concretização do meu sonho.

Ao profissional em Educação Física, Marinho. Obrigado por ter cedido o estúdio para tirarmos as fotos do livro.

Ao amigo Alexandre Mazzolla, obrigado pelas fotos. Parabéns pelo trabalho! Bom saber que tenho amigos para toda hora.

Aos meus queridos ex-alunos, David e Vinícius, pela contribuição durante a realização das fotos.

À empresa Total Health, pelas fotos cedidas.

Um agradecimento especial a Talitha Ruzza, por me ajudar na construção deste livro desde o seu início, e por sempre me apoiar nos momentos de dificuldades e também nos de grandes conquistas e alegrias. Tenho que agradecer a Deus todos os dias por você fazer parte da minha vida!

Ao Felipe Risi Leonetti, um grande artista que ilustrou meu livro com a sua arte.

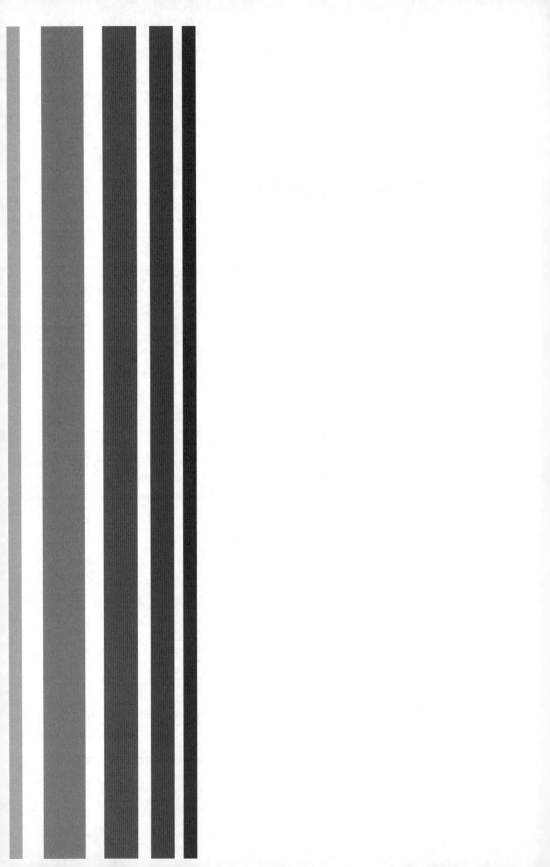

Apresentação

A vida traça, para cada um de nós, um caminho. Algumas vezes, esse caminho nos leva a outros percursos. Num desses percursos, o destino me aproximou do autor, mais precisamente numa competição de *triathlon* na cidade de Santos. Estávamos em momentos diferentes: eu encerrando a minha carreira de atleta e ele iniciando a sua. Mas foi o suficiente, tornamo-nos amigos e nunca mais nos separamos.

Desde o início do nosso primeiro contato, percebi o espírito inovador de Fabiano Pinheiro Peres, cidadão dinâmico, cheio de ideias e consciente das necessidades da sua profissão. Consciente também da liderança que exerce junto ao meio em que atua, com base em anos de trabalho e de muito estudo.

Ao ser convidado por Fabiano para fazer a apresentação do seu livro, percebi que esta obra seria uma publicação diferenciada, pois foi idealizada como uma forma de divulgar experiências acumuladas tanto no âmbito prático como no da sua pesquisa científica, juntamente com seus colaboradores.

É uma obra que nada deixa a desejar e que traz conteúdo suficiente para que todos tenham oportunidades de se iniciar ou de se atualizar sobre assuntos de treinamento físico, avaliação física, nutrição esportiva, lesões e empreendedorismo. Aliás, a combinação desses assuntos em um só livro é muito interessante. Organizado em oito capítulos, com temas de grande interesse, abordados de forma didática, abrangente, rico em informações e de fácil entendimento, tenho certeza que ele irá contribuir na vida profissional de inúmeros colegas da área da saúde e do esporte.

Parabéns, Fabiano Pinheiro Peres! O objetivo proposto foi alcançado e que agora o livro *Personal trainer: Uma abordagem prática do treinamento personalizado* colha seus frutos, contribuindo para o melhor domínio do conhecimento na área, para a reflexão sobre o assunto e para o estímulo a novas produções.

Luiz Antonio Domingues Filho
Diretor da In Forma – Centro de Atividade Corporal
Personal trainer do ano de 2012 pela SBPT

Prefácio

Prefaciar uma obra é uma coisa muito gratificante. Agora, prefaciar a obra de um ícone da Educação Física é uma honra, especialmente quando o autor é um grande amigo e se tem por ele profunda admiração e respeito. O professor Fabiano, além do seu profissionalismo, demonstra ser um grande guerreiro. Apesar dos *golpes* que a vida vem lhe dando, continua firme e forte. Por isso, este não é apenas um livro, é um modelo de trabalho de quem soube estudar e trabalhar sorrindo, sem mostrar jamais as lágrimas nos olhos e o coração ferido. É isso que torna a leitura desta obra algo fundamental para quem trabalha como *personal trainer* e/ou na área de *fitness*.

O livro ensina como trabalhar o *core* utilizando a sala de musculação, valendo-se de vários métodos para que se consiga melhorar, intensificar e modificar os estímulos musculares. Tudo isso direcionado para o *personal trainer*, que poderá entender com detalhes como montar um estúdio e, assim, começar seu próprio negócio.

O autor conta com o auxílio de outros profissionais que descrevem, com maestria, as principais lesões esportivas que acometem os praticantes de atividades físicas. Eles mostram ainda a importância da relação interdisciplinar e multiprofissional entre o profissional de Educação Física e o de Fisioterapia na prevenção de disfunções relacionadas à prática esportiva e ao sucesso dos processos de reabilitação.

Aborda-se também a nutrição esportiva, bem como a sua prescrição adequada, o plano alimentar, os hábitos, as inadequações alimentares e todos os aspectos que, somados ao treinamento, melhorarão e possibilitarão resultados ainda melhores. No final da obra, encontram-se alguns tópicos importantes para a prescrição do treinamento personalizado, algo que só alguém com uma vasta experiência poderia relatar de modo tão diverso.

Além da grande vivência do autor, ele reuniu uma equipe que engrandeceu mais ainda o livro. Tudo isso faz a obra se destacar entre as já publicadas sobre o assunto. Fabiano Peres nos presenteia com este livro que qualifica ainda mais o trabalho realizado pelo *personal trainer*. Com certeza o livro terá lugar garantido na biblioteca dos profissionais que trabalham ou que pretendem trabalhar com seriedade. Obrigado pela obra, Fabiano!

Luis Cláudio Bossi
Mestre em Treinamento Desportivo, autor de vários livros e
professor de cursos de pós-graduação

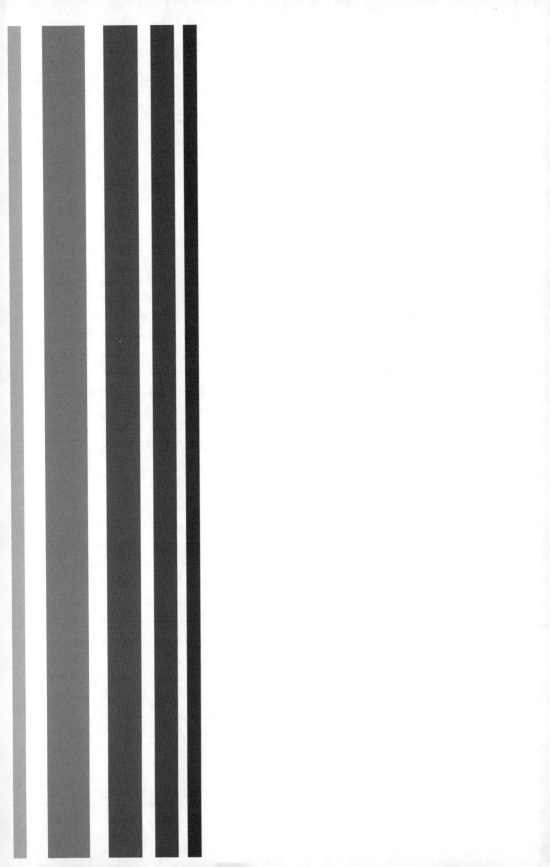

Sumário

▌▌▌ Parte 1: Fundamentação teórica..17

1 Princípios básicos do treinamento..19

    1.1 Individualidade biológica 19

    1.2 Saúde 20

    1.3 Adaptação 20

    1.4 Interdependência volume/intensidade...21

    1.5 Sobrecarga..22

    1.6 Heterocronismo de recuperação..24

    1.7 Supercompensação 24

    1.8 Sistematização 25

    1.9 Conscientização 26

    1.10 Continuidade...26

2 Utilizando a ergoespirometria no treinamento personalizado 29

2.1 A importância da determinação dos limiares ventilatórios 32

2.2 Prescrição do treinamento aeróbio 37

2.3 Resultado e interpretação de teste 38

2.4 Considerações finais 41

3 A importância do *core* na musculação 43

3.1 Como treinar os músculos do tronco 44

4 Métodos de treinamento resistido aplicados ao *personal trainer* 81

4.1 Descrição dos métodos 81

4.2 Combinação dos métodos de treinamento na musculação 94

■■■ Parte 2: Riscos lesionais: uma questão multidisciplinar 99

5 Abordagem interdisciplinar nas lesões desportivas 101

5.1 Conceito de lesão desportiva 103

5.2 Epidemiologia das lesões desportivas 103

5.3 Prática de atividade física e populações especiais 108

5.4 Prevenção e recuperação das lesões desportivas 112

6 Nutrição e suplementação esportiva 117

6.1 Suplementação esportiva 123

■■■ Parte 3: Como privatizar o treinamento personalizado 143

7 Montando o estúdio de *personal training* 145

7.1 Roteiro de avaliação preliminar do empreendimento 147

7.2 Outros aspectos importantes do empreendimento 148

8 Tópicos importantes para a prescrição do treinamento personalizado.. 155

8.1 Musculação 155

8.2 Alongamento 164

8.3 Estrutura musculoesquelética 166

8.4 Hipertrofia 167

8.5 Síndrome do supertreinamento 168

8.6 Treinamento feminino 170

8.7 Lactato sanguíneo e dor muscular tardia 174

8.8 O que tenho que fazer para crescer? 176

8.9 Definição muscular ou força máxima? 178

8.10 Repetições exaustivas 180

8.11 Treinamento de hipertrofia ou para hipertrofia? 181

8.12 Iniciando um programa de treinamento com pesos 182

8.13 Como determinar a carga de um treino 184

8.14 Férias do treinamento 185

8.15 Observando as séries de treinamento 187

8.16 Por que 3 × 15? 189

8.17 Recrutamento de unidades motoras × treinamento com pesos ... 190

8.18 Avaliando o rendimento do aluno 192

8.19 Conquistando resultados 193

8.20 Musculação funcional: trabalhando as necessidades do aluno ... 193

8.21 Treinamento concorrente 197

8.22 Tipos de fibras musculares 198

8.23 Exercícios de ombro 199

8.24 Série diferenciada: uma nova proposta de treinamento com pesos 201

Referências 207

Sobre o autor 217

Colaboradores 219

Parte 1

Fundamentação teórica

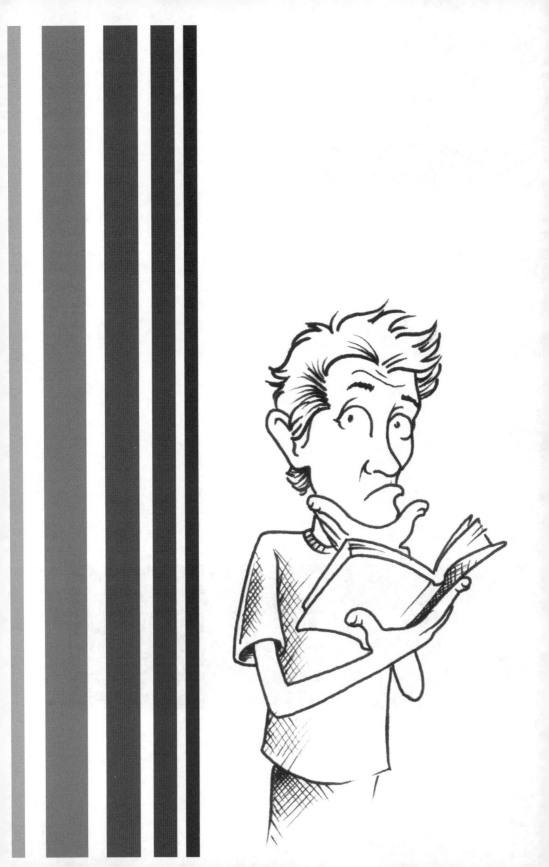

Princípios básicos do treinamento

1

Fabiano Pinheiro Peres

Existem várias formas de destacar os princípios do treinamento. A seguir, serão detalhados os princípios mais importantes para tornar mais fácil o entendimento de como se deve organizar o treinamento personalizado.

■■■ 1.1 Individualidade biológica

Cada pessoa possui características individuais e, por isso, cada um terá uma resposta diferente. Sabendo disso, deve-se evitar treinos coletivos em que todas as propostas de treinamento devam, obrigatoriamente, ser individuais. Mesmo dentro do treinamento personalizado, muitos profissionais padronizam treinos, separando os envolvidos apenas por nível de condicionamento, ou seja, iniciante, intermediário e avançado.

Sabe-se, no entanto, que para prescrever qualquer tipo de treinamento, seja qual modalidade for, é necessário seguir sempre o princípio da individualidade biológica, já que ele é a *base* para o sucesso de qualquer proposta de treinamento.

▍▍ 1.2 Saúde

Guedes Jr. (2003) cita um princípio muito importante, o da saúde, no qual determina que o exercício deve, além de melhorar o desempenho, proporcionar saúde e qualidade de vida ao praticante. O autor lembra, no entanto, que em alguns casos – como em atletas de alto nível – este princípio não se aplica.

▍▍ 1.3 Adaptação

Este princípio também é conhecido como o princípio geral de adaptação, no qual deve-se entender que, para ocorrer a adaptação do organismo, faz-se necessário respeitar algumas fases, descritas a seguir.

1.3.1 Fase de alarme

Cada sessão de treino é um *alarme* para o organismo, pois em cada uma delas, ocorrem alterações fisiológicas, como o aumento de tensão muscular (em razão dos vários estímulos), as microlesões, o gasto energético (ATP, glicogênio etc.). Cada sessão de treinamento gera estímulos às adaptações fisiológicas (fase de resistência).

1.3.2 Fase de resistência

Ocorre quando o aluno está com a sua condição física melhorada. Depois de vários estímulos (fase de alarme), o organismo fisiologicamente já se adaptou, ou seja, já se percebe um aumento da força muscular, causando a hipertrofia, maior vascularização, o aumento dos estoques de energia etc.

1.3.3 Fase de exaustão

Quando se fala em fase de exaustão, deve-se entender que, quando o aluno realiza uma sessão de treino muito cansativa, não necessariamente significa que ele entrará em exaustão. Assim, após um treino muito intenso, o aluno estará cansado, estressado. Porém, passado esse período, ele irá descansar, alimentar-se e dormir. Com isso, os estoques de energia novamente aumentarão e os músculos serão reparados. Essa sessão intensa pode ser comparada ao treino de choque, que equivale a uma grande alteração orgânica mediante esforço físico intenso, situação conhecida também por *overreaching*. Se o aluno descansar e alimentar-se adequadamente, ele conseguirá se adaptar ao estímulo altamente intenso a que foi submetido. Mas, caso após essa sessão intensa ele não se alimente de forma adequada ou não descanse o suficiente, ele poderá, ao longo do período de treino, ter uma queda abrupta da *performance* adquirida até então, além de correr o risco de contrair a síndrome do *overtraining*.

■■ 1.4 Interdependência volume/intensidade

Este princípio deixa bem claro que volume e intensidade não foram feitos um para o outro. Independentemente do nível do praticante ou da estratégia de treinamento, quando o treinamento tem um alto volume, obrigatoriamente a intensidade deverá ser reduzida. Isso deverá ser feito quando se realizar um treino intenso, ou seja, o volume, obrigatoriamente, também deverá ser reduzido.

É claro que em algumas situações específicas, como nas sessões de treino de choque descritas anteriormente, o indivíduo poderá sofrer um estímulo intenso, com volume e intensidade elevados. No entanto, desde que a recuperação seja proporcional à carga aplicada, não há problema algum. O que não se deve fazer é repetir treinos intensos e volumosos durante muito tempo, pois, desse modo, não haverá descanso, genética, alimentação e outros recursos ergogênicos suficientes. Fatalmente essa *atitude* comprometerá a *performance* do atleta.

▐▌▌ 1.5 Sobrecarga

Muitos profissionais acham que para melhorar o rendimento (hipertrofia, por exemplo) é necessário apenas aumentar o peso dos exercícios. Isso, na verdade, é uma interpretação equivocada que se costuma fazer. O princípio da sobrecarga diz que os estímulos devem ser aumentados de acordo com o aumento do desempenho, para que sempre ocorra a adaptação. Quando se fala em aumento da sobrecarga, não significa necessariamente aumento de peso (ou de anilhas) nas máquinas. Caso o aluno faça, por exemplo, quatro séries de seis repetições, e queira aumentar a sobrecarga de treinamento visando à hipertrofia, a primeira coisa que ele deverá fazer é aumentar o peso que estava utilizando até então. Mas, se em vez de aumentar o peso, por que não aumentar a sobrecarga, diminuindo o tempo de intervalo; e/ou aumentar uma série; e/ou aumentar um exercício; e/ou aumentar o número de repetições? Na verdade, a alteração dessas variáveis (séries, repetições, intervalos e número de exercícios) quase sempre acaba sendo muito mais interessante para o processo hipertrófico do que somente se preocupar em aumentar o peso a ser levantado.

Ainda dentro desse princípio, pode-se elencar três diferentes tipos de sobrecarga:

1.5.1 Sobrecarga estimulante

Quando o objetivo é gerar adaptações positivas.

Toda sobrecarga acaba sendo, especialmente para aqueles que estão iniciando, estimulante. Vale lembrar que quanto menos treinado, mais treinável o indivíduo é, ou seja, mesmo fazendo o uso de cargas leves, o praticante terá aumento do desempenho. Assim, se for respeitado o limite de cada um, qualquer alteração na sobrecarga terá efeitos positivos.

1.5.2 Sobrecarga retentiva

Quando o objetivo é promover a estabilização ou controle do treinamento. Geralmente, esse tipo de sobrecarga é usado com mais frequência em periodizações de treinamento de atletas de alto nível, em que o treinador deixa de gerar estímulos positivos com o intuito de estabilizar a condição física do atleta, mas sem perder o condicionamento adquirido até aquele momento. Isso acontece, por exemplo, em situações como competições importantes que tiveram sua data de realização alterada, ou quando o treinador percebe que o atleta está um pouco cansado (observe que a sobrecarga retentiva, dependendo do período, acaba tendo características de recuperação também). Para quem não é atleta de competição, esse tipo de sobrecarga, com o intuito de estabilizar a condição, não é muito explorado, até porque, na maioria das vezes, não existe essa necessidade.

1.5.3 Sobrecarga depressiva

Para muitos, é quando a estratégia do treinamento está errada, ou quando o objetivo é diminuir a *performance*.

1.5.3.1 Para diminuir a *performance*

Depois de um longo período de treino, não é interessante manter os altos níveis de *performance*, uma vez que o aluno/atleta, por mais bem treinado que esteja, não suportará trabalhar intensamente durante muito tempo e, provavelmente, não conseguirá nem mantê-lo. Por isso, dependendo do período de treino, é muito interessante diminuir a carga de treino, mesmo que isso custe alguns centímetros de coxa ou de bíceps. O corpo precisa descansar e, quando se aplicam cargas muito leves, estas são consideradas sobrecargas depressivas pelo efeito de destreinamento e/ou recuperação.

1.5.3.2 Periodização incorreta

Geralmente isso ocorre quando, por exemplo, treina-se utilizando cargas elevadas com um período de descanso menor que o necessário para que haja recuperação, ou quando não se aumentam a sobrecarga ao longo dos meses de treinamento, anulando as sessões de treino.

▊▊▊ 1.6 Heterocronismo de recuperação

Dependendo do volume e da intensidade da sessão de treinamento, é necessário mais ou menos tempo de recuperação (*hetero*, diferente; *crono*, tempo). Caso o treinamento seja realizado em uma intensidade muito alta, maior deverá ser o período de descanso. Isso mostra que o descanso é uma variável muito importante dentro da periodização do treinamento, por isso, é necessário explorá-lo ao máximo. Várias são as publicações em que são citadas padronizações de descanso em relação à intensidade de treino, mas o que sempre deve ser levado em consideração é a resposta ao treinamento em suas diferentes fases.

▊▊▊ 1.7 Supercompensação

Guedes Jr., Souza Jr. e Rocha (2008) chamam de supercompensação a série de reações que faz o organismo se recuperar, ultrapassando o nível de equilíbrio inicial ocorrido durante o processo de recuperação. No entanto, para que isso realmente aconteça, os estímulos devem ser aplicados no momento *exato* da supercompensação. Nem sempre se consegue aplicar uma próxima sessão exatamente neste momento. Veja o que ocorre quando isso não acontece:

- *Aplicação do estímulo antes da recuperação*: nunca se deve aplicar um novo estímulo antes da recuperação. Caso isso aconteça, fatalmente o aluno será levado à fadiga crônica (*overtraining* ou sobretreinamento).
- *Aplicação do estímulo no momento da recuperação*: aplicar sempre uma sessão de treinamento no momento da recuperação não contribui para o aumento ou diminuição da condição física, implica apenas em manter os níveis de condicionamento físico (estabilização do treinamento).
- *Aplicação do estímulo após a supercompensação*: quando, nesta condição, o atleta pode sofrer o destreinamento, caso uma nova sessão de treinamento aconteça tempos depois do momento da supercompensação.

▌▌▌ 1.8 Sistematização

O princípio da sistematização procura demonstrar que todo treinamento deve ser muito bem organizado e planejado para que os objetivos sejam atingidos. E quando se fala em organização, deve-se pensar na sistemática do desenvolvimento do programa de treino. É sabido que qualquer planejamento deve, obrigatoriamente, seguir as teorias do treinamento, observando, por exemplo, se em cada sessão de treino é utilizado o sistema energético inerente à modalidade esportiva, ou se as cargas de treino condizem com o período de treino que o atleta se encontra.

Para que tudo isso ocorra, o profissional de Educação Física deve anotar tudo o que faz, ou seja, ser realmente sistemático.

▌▌▌ 1.9 Conscientização

Guedes Jr., Souza Jr. e Rocha (2008) esclarecem que o aluno, quando consciente do motivo pelo qual treinará e dos benefícios que aquele tipo de treinamento poderá lhe proporcionar, realiza suas atividades com mais eficiência e, consequentemente, consegue obter resultados mais expressivos.

Isso significa dizer que é essencial esclarecer aos alunos não somente os exercícios que deverão fazer, mas também explicar o porquê da sua realização, mostrando os benefícios que o controle de todas as variáveis do treinamento pode lhe trazer.

▌▌▌ 1.10 Continuidade

Depois do princípio da individualidade biológica, o princípio da continuidade é um dos mais importantes.

Não é preciso ser um especialista em treinamento para entender que quanto maior a vivência do atleta em uma determinada modalidade:

- mais rápida será sua resposta ao treinamento;
- maiores serão suas chances, quando retornar aos treinos, de melhorar sua *performance* em um tempo muito menor que aquele que nunca vivenciou uma determinada modalidade, mesmo após anos de interrupção;
- melhor será a técnica de execução dos movimentos (economia de movimento), diminuindo os riscos de lesões;
- maiores serão os benefícios que ele obterá em relação à sua qualidade de vida.

No momento de elaboração dos programas de treinamento de cada aluno, todos os princípios devem ser considerados. Com isso, sempre haverá a certeza de que os resultados surgirão.

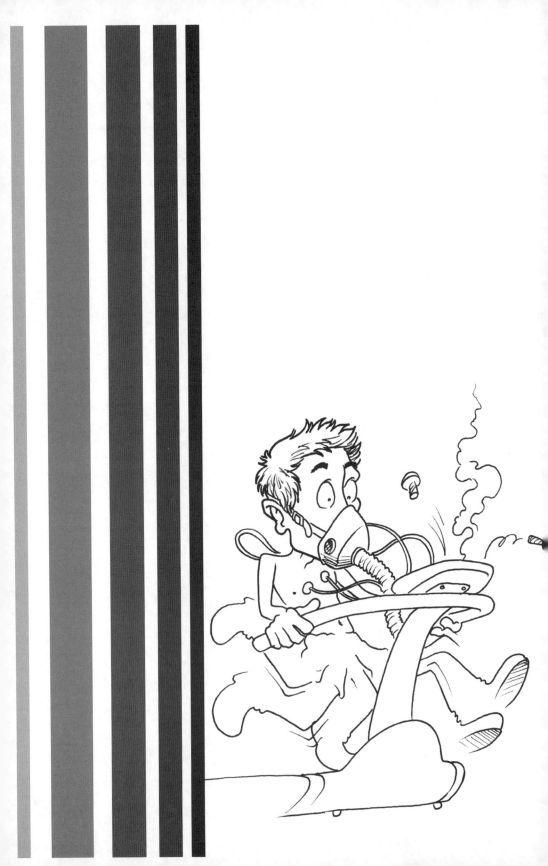

2

Utilizando a ergoespirometria no treinamento personalizado

Paulo Roberto Santos Silva | Fabiano Peres

Este capítulo tem uma importância ímpar neste livro. Muitos profissionais de Educação Física têm dificuldade no que se refere à aplicação dos testes com análise dos gases expirados e sua interpretação para a prescrição do treinamento aeróbio tanto para o atleta como para os praticantes de atividade física não competitiva. Por isso, apresenta-se uma descrição passo a passo, utilizando testes feitos dentro do Laboratório de Estudos do Movimento (LEM) do Instituto de Ortopedia e Traumatologia do Hospital das Clínicas da Faculdade de Medicina da Universidade de São Paulo (IOT-HCFMUSP).

As denominações comumente utilizadas em nosso país para o teste com análise de gases expirados são: a) teste cardiopulmonar (TCP); b) teste de exercício cardiopulmonar (TECP) e/ou; c) teste ergoespirométrico (TEE). Para fins didáticos, será utilizado o termo teste ergoespirométrico (TEE).

Os sistemas cardiovascular e respiratório trabalham juntos para fornecer um sistema de entrega de oxigênio (O_2) e um sistema de remoção de dióxido de carbono (CO_2) dos tecidos. Há quatro processos que permitem que essa condição aconteça: 1) o movimento de ar para dentro e para fora dos pulmões; 2) a troca de O_2 e de CO_2 entre os pulmões e o sangue; 3) o transporte de O_2 e CO_2 no sangue e; 4) a troca de O_2 e de CO_2 entre os capilares sanguíneos e os músculos durante o exercício (Fox, 1983; Weber, 1986).

As duas primeiras fases são referidas como respiração externa porque envolvem o movimento de gases do ar ambiente para os pulmões e depois para o sangue. A quarta fase é comumente denominada respiração interna, pois envolve a troca gasosa entre o sangue e os tecidos. O TEE é um método valioso porque taxa os mecanismos responsáveis pela respiração interna e externa durante o exercício e pode, frequentemente, revelar anomalias não aparentemente observadas em repouso (Fox e Mathews, 1983).

Esse procedimento é frequentemente realizado porque, nesse tipo de avaliação funcional, é possível analisar uma variedade extensa de aspectos relacionados à realização de exercício. Além disso, esse procedimento possibilita verificar o diagnóstico de alterações metabólicas, o teste de avaliação funcional de atletas, a caracterização de demanda metabólica em esportes competitivos, a prescrição de intensidade do treinamento físico e a medida indireta da utilização de substrato energético durante exercício. Além disso, possibilita verificar também efeitos do treinamento sobre os limiares ventilatórios e o consumo máximo de oxigênio, bem como a resposta a determinadas intervenções clínicas (Fox e Mathews, 1983; Weber e Janick, 1986).

Não se tem, portanto, conhecimento de outro método de avaliação funcional que contemple tamanho número de possibilidades por meio da análise dos gases expirados. A resposta cardiopulmonar ao exercício é um processo fisiológico integrado e desenhado para satisfazer o aumento da demanda metabólica. O método é definido como uma medida contínua dos gases respiratórios expirados durante o exercício. Assim, por meio desse método, é possível entender melhor a integração dos sistemas cardiovascular, pulmonar e muscular durante a realização de um exercício. A característica básica do método é o cálculo da produção de calor mediante os parâmetros de troca gasosa pulmonar, especificamente por meio de medidas de consumo de oxigênio (VO_2) e produção de dióxido de carbono (VCO_2). Nessa metodologia, o fluxo respiratório e as frações expiradas de oxigênio (FEO_2) e do dióxido de carbono ($FECO_2$) são coletados a cada ciclo respiratório. As correções dos volumes gasosos das variáveis analisadas nas condições BTPS (*body temperature, ambient pressure, satured with water vapor*) são realizadas com a temperatura corporal de 37 ºC e a uma pressão que corresponde à pressão barométrica local. Essas correções são realizadas quando desejamos saber o volume de ar ventilado pelos pulmões. Por esse motivo, a ventilação, produto da frequência respiratória e do volume corrente, é analisada na condição BTPS. Em contrapartida, as correções dos volumes gasosos analisados em STPD (*Standard temperature and pressure, dry*) que correspondem à temperatura padronizada de 0 ºC, pressão barométrica de 760 mmHg ao nível do mar, com o volume ocupado pelas moléculas de vapor d'água corrigido, são feitas a seco. Essas correções devem ser feitas para fins de comparação e para se conhecer a quantidade de consumo de oxigênio e a quantidade de gás carbônico produzido. Os parâmetros verificados com essa metodologia têm sido de especial importância para a cardiologia, pneumologia, medicina do exercício e do esporte, medicina ocupacional e reabilitação. O método é dinâmico e seguro e fornece um volume enorme de informações que podem ser utilizadas para o estudo das respostas fisiológicas agudas e crônicas em indivíduos saudáveis ou doentes. Portanto, ele é capaz de avaliar indivíduos com diferentes níveis de capacidade funcional. O chamado teste ergoespirométrico é um teste ergométrico comum com a incorporação de medidas ventilatórias pela utilização dos gases expirados (ACSM, 2010; Carey et al., 2005).

▌▌▌ 2.1 A importância da determinação dos limiares ventilatórios

Determinar uma zona de transição metabólica na qual o início da passagem de predominância aeróbia para anaeróbia, caracterizada pela contribuição dos fosfatos e da glicose para o fornecimento compensatório de energia ao exercício, é de extrema importância para avaliação funcional de indivíduos saudáveis ou doentes. O esporte de alto rendimento exige condicionamento atlético eficaz, que depende do controle e de correta prescrição da intensidade de exercício conforme o objetivo determinado. O TEE (análise de gases expirados) é uma metodologia de avaliação não invasiva da aptidão funcional cardiorrespiratória e metabólica que avalia, em repouso, durante exercício e na fase de recuperação, a resposta da frequência cardíaca (FC), da pressão arterial (PA) sistólica (PAS) e diastólica (PAD), dos limiares ventilatórios (LV) e do consumo máximo de oxigênio (VO_2máx), entre outras (Gaskill et al., 2001; Jones, 1975).

No treinamento personalizado não é diferente. Testes que realmente avaliem a situação do aluno devem ser realizados para que se possa prescrever o treinamento aeróbio com mais exatidão, potencializando, consequentemente, os resultados.

Os limiares ventilatórios apresentam diversas terminologias. O limiar ventilatório 1 (LV_1, ou limiar aeróbio, ou primeiro limiar, ou limiar anaeróbio de Wassermann) caracteriza o limite inferior (exercício de baixa intensidade), predominantemente aeróbio (Fase I). É a fase em que se inicia a acidose metabólica compensada, na qual ainda se verifica a produção de energia ATP pela via mitocondrial (Fase II). Ao ultrapassar o limiar ventilatório 2 (LV_2, ou limiar anaeróbio, ou segundo limiar, ou ponto de compensação respiratória – PCR), caracteriza-se o predomínio do metabolismo anaeróbio láctico (Fase III), momento a partir do qual a acidose metabólica é descompensada (diminui a capacidade tampão do músculo com queda do pH) (Figura 2.1).

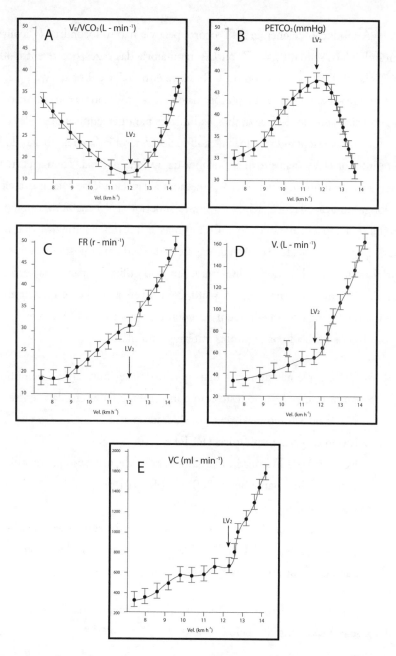

FIGURA 2.1 – Comportamento dos parâmetros ventilatórios utilizados na determinação do limiar ventilatório 2 (LV_2) dos jogadores de futebol durante esforço progressivo na esteira. Painéis: A = equivalente de dióxido de carbono (V_E/VCO_2); B = pressão expirada final de dióxido de carbono ($PETCO_2$); C = frequência respiratória (FR); D = ventilação pulmonar (V_E); E = volume corrente (VC).

A produção de energia ATP ocorre pela via não mitocondrial (glicólise). Em indivíduos saudáveis, o LV_1 ou LA, na maioria das vezes, ocorre entre 40% e 65% do VO_2máx e o LV_2 ou o PCR ocorre entre 65% e 90% do VO_2máx. É importante salientar que as adaptações fisiológicas provocadas pelo condicionamento físico aeróbio desloca ambos os limiares para percentuais mais elevados do VO_2máx, aumentando a capacitação funcional aeróbia. Treinar abaixo do limite inferior (LV_1) não provoca melhora da aptidão aeróbia. Treinar entre os intervalos até o limite superior (LV_2) melhora a capacidade de tolerar exercício de longa duração. Treinar acima do limite superior (LV_2) melhora a potência aeróbia e a capacidade anaeróbia. O VO_2máx é um dos parâmetros que melhor expressa a capacidade central de captação de O_2 do ar atmosférico. Diversos critérios diretos publicados na literatura têm sido utilizados para caracterizar o seu alcance máximo, entre eles, o platô, com diversos valores e que significa o aumento da carga de trabalho sem o aumento expressivo do VO_2máx atingido.

Temos utilizado os seguintes critérios para platô:

- O VO_2 que não aumenta mais que 2,0 ml/kg/min entre o penúltimo e o último estágio do teste com o incremento da intensidade entre 5% e 10% no esforço máximo é considerado platô;
- Razão de troca respiratória (RER) $\geq$ 1,10;
- FC $\geq$ 95% da FC máxima predita para idade, utilizando a fórmula de Tanaka, Monahan e Seals (2001): (208 – [Idade x 0,7]);
- Escala de Borg ($\geq$ 18, que vai até 20);
- Sinais indiretos de cansaço extremo, como intensa hiperpneia, suor excessivo, rubor facial ou dificuldade de manter a coordenação motora adequada, com o incremento da velocidade da esteira.

O teste é considerado máximo quando pelo menos três dos quatro critérios a seguir são atingidos pelo avaliado:

a) platô do VO_2máx;
b) RER (VCO_2/VO_2) $\geq$ 1,10;
c) FC = $\geq$ 95% do máximo predito para a idade;
d) Escala de Borg $\geq$ 18[5-12].

Tabela 2.1 – Telemetria do teste ergoespirométrico (indivíduo do sexo masculino de 22 anos, 74 kg, 178 cm)

Protocolo Heck. Modif.	$V_{E\,btps}$ (l/min)	FR (r/min)	VC (ml/min)	$VO_{2(STPD)}$ (ml/kg/ min)	$VO_{2(STPD)}$ (ml/min)	Kcal (min)	RER (VCO_2/ VO_2)	V_EO_2	$PETO_2$ (mmHg)	V_ECO_2	$PETCO_2$ (mmHg)
Rep.	12,5	16	800	5,7	460	2,3	0,81	27	92	34	36
Aq. 4,8 1'	26,7	24	1089	16,7	1350	6,5	0,72	20	81	27	42
Aq. 6,0 1'	32,7	29	1123	18,5	1490	7,3	0,80	22	85	27	41
Aq. 7,2 1'	42,9	28	1544	26,9	2180	10,4	0,80	20	83	25	44
8,4 – 1'	55,7	30	1863	34,3	2780	13,6	0,83	20	83	25	45
8,4 – 2'	56,7	26	2173	36,7	2980	14,9	0,82	19	80	23	46
9,6 – 1'	64,7	30	2174	39,4	3190	15,8	0,85	19	79	24	45
9,6 – 2'	68,8	33	2055	41,5	3360	16,5	0,85	20	83	24	45
10,8 – 1'	75,9	33	2301	43,8	3550	17,5	0,87	21	84	24	45
10,8 – 2'	77,6	34	2309	44,8	3630	17,9	0,87	21	85	21	44
12,0 – 1'	88,9	35	2540	49,8	4030	20,0	0,91	22	85	24	45
12,0 – 2'	89,8	33	2741	50,6	4100	20,5	0,92	22	85	24	46
13,2 – 1'	98,2	38	2607	53,4	4320	21,7	0,94	23	87	24	45
13,2 – 2'	100,8	36	2742	54,2	4390	22,0	1,00	23	86	23	49
14,4 – 1'	112,8	41	2732	55,8	4520	22,5	1,01	23	88	24	46
15,6 – 1'	116,7	41	2878	57,5	4660	23,6	1,02	25	89	25	46
16,8 – 1'	130,7	43	3019	59,3	4800	24,3	1,06	27	91	26	44
18,0 – 1'	140,5	45	3102	64,6	4990	25,4	1,07	28	93	26	43

LV1 ou Limiar I, na velocidade de 9,6 km/h.

LV2 ou Limiar II ou PCR, na velocidade de 13,2 km/h.

VO_2máx 64,6 ml/kg/min, na velocidade de 18,0 km/h.

Critérios de determinação:

LV1 = $PETO_2$ mais baixo + VEO_2 mais baixo + ascensão do RER + Salto da VE + Salto da FR + achatamento do VC

Critérios de determinação:

LV2 = $PETCO_2$ mais alto + $VECO_2$ mais baixo + Salto da VE + Salto da FR + achatamento do VC

Fonte: cortesia do LEM-IOT-HCFMUSP.

Tabela 2.2 – Padrões de normalidade de variáveis cardiorrespiratórias e metabólicas em repouso e durante exercício

Variáveis	Repouso	Pico do esforço
$V_{E\ BTPS}$ (L.min^{-1})	6 a 12	aumenta
$VO_{2\ STPD}$ (ml min^{-1})	150 a 400	1.500 a 5.000
VC (ml min^{-1})	150 a 700	aumenta
$VCO_{2\ STPD}$ (ml min^{-1})	150 a 400	aumenta
$VO_{2\ STPD}$ (ml kg^{-1}.min^{-1})	3,0 a 5,0	aumenta
FR (r.min^{-1})	10 a 20	30 a 60
QR ou R ou RER	0,70 a 1,00	1,10 a 1,45 recuperação > 1,25
Pulso de O_2 (ml bat. $^{-1}$)	2,0 a 4,0	8,0 a 25,0
FE%O_2	14 a 18	aumenta
FE% CO_2	2,0 a 5,0	diminui
$V_E.O_2^{-1}$	25 a 35	aumenta
$V_E.CO_2^{-1}$	25 a 35	aumenta
Duplo Produto (PA x FC/100)	70 a 100	aumenta
Bicarbonato (HCO_3)	22 a 28	diminui
PaO_2 (arterial) (mmHg)	80 a 100	a mesma
$PaCO_2$ (arterial) (mmHg)	30 a 50	diminui
Débito Cardíaco (L min^{-1})	4 a 6	15 a 25
Vd/Vt (espaço morto/volume corrente)	0,20 a 0,30	diminui
Volume Sistólico (ml bat. $^{-1}$)	50 a 70	80 a 120
PO_2 (Alveolar)[PAO_2](mmHg)	90 a 110	aumenta
PET CO_2 (mmHg)	36 a 42	diminui

V_E – L/min (ventilação pulmonar); VO_2 L/min – STPD (consumo de oxigênio absoluto); VC – ml/min (volume corrente); VCO_2 L/min – STPD (volume produzido de dióxido de carbono absoluto); FR – r/min (frequência respiratória); QR ou R – VCO_2/VO_2 (quociente respiratório); VO_2 m/kg/min – STPD (consumo de oxigênio relativo ao peso corpóreo); pulso de O_2 (pulso de oxigênio por batimento cardíaco); FEO_2% (fração expirada percentual de oxigênio); $FECO_2$% (fração expirada percentual de dióxido de carbono); V_EO_2 (equivalente ventilatório de oxigênio); V_ECO_2 (equivalente ventilatório de dióxido de carbono); DP – PA x FC/100 (duplo produto); bicarbonato (HCO_3); PaO_2 – mmHg (pressão arterial de oxigênio); $PaCO_2$ – mmHg (pressão arterial de dióxido de carbono); DC – L/min (débito cardíaco); Vd/Vt (espaço morto pelo volume corrente); VS – ml/bat. (volume sistólico); PO_2 – mmHg (pressão alveolar de oxigênio); $PETCO_2$ – mmHg (pressão expirada final alveolar de dióxido de carbono).

▪▮▮ 2.2 Prescrição do treinamento aeróbio

Em conjunto com o TEE é possível utilizar outros métodos para a prescrição de exercício.

A percepção subjetiva de esforço também pode ser utilizada para refinar ainda mais a precisão na intensidade de treinamento, auxiliando no automonitoramento durante o treinamento e no desempenho durante atividades físicas. Níveis de intensidade do exercício com base na percepção subjetiva de esforço, reserva de frequência cardíaca (frequência cardíaca de pico *menos* a frequência cardíaca de repouso *vezes* % de intensidade de treino), ou VO_2 reserva (pico de VO_2 *menos* VO_2 de repouso *vezes* % de intensidade treino) são os seguintes:

- *Intensidade leve*: avaliação de percepção de esforço <12; < 40% da reserva de frequência cardíaca + frequência cardíaca de repouso; < 40% VO_2 de reserva - VO_2 de repouso.

- *Intensidade moderada:* avaliação de percepção de esforço 12 - 13, 40% a < 60% da reserva de frequência cardíaca + frequência cardíaca de repouso ou 40% a < 60% VO_2 de reserva - VO_2 de repouso.

- *Intensidade alta:* avaliação da percepção de esforço 14 - 16; ≥ 60% da reserva de frequência cardíaca + frequência cardíaca de repouso; ≥ 60% VO_2 de reserva – VO_2 de repouso.

▌▌▌ 2.3 Resultado e interpretação de teste

Caso: indivíduo do sexo masculino; 32 anos; atleta de futebol.

2.3.1 Resultado

- **Primeiro limiar ventilatório (LV1)**
  1) VO_2 = 29,9 ml/kg/min;
  2) FC = 161 bpm;
  3) $\%VO_2$máx = 75;
  4) Kcal/min = 14,3;
  5) Velocidade = 9,6 km/h ou 160 m/min;
  6) Escala Borg = 12 (quase ligeiramente cansado);
  7) RER (VCO_2/VO_2) = 0,98.

- **Segundo limiar ventilatório (LV2)**
  1) VO_2 = 32,9 ml/kg/min;
  2) FC = 168 bpm;
  3) $\%VO_2$máx = 82;
  4) Kcal/min = 15,8;
  5) Velocidade = 10,8 km/h ou 180 m/min;
  6) Escala Borg = 16 (quase muito cansativo): acidose metabólica descompensada (acúmulo de lactato);
  7) RER (VCO_2/VO_2) = 1,01.

- **Pico do esforço**
  1) Potência aeróbia máxima $(VO_2$máx) = 40,0 ml/kg/min;
  2) FC máxima = 183 bpm (98%);
  3) Kcal/min = 19,2;
  4) Velocidade máxima = 18,0 km/h ou 300 m/min;
  5) Escala de Borg = 20 (esforço máximo);
  6) RER (VCO_2/VO_2) = 1,17;
  7) Duração do teste = 9 minutos.

2.3.2 Interpretação

- O teste é considerado máximo quando pelo menos três dos quatro critérios a seguir são atingidos (o indivíduo avaliado atingiu todos): a) escala de percepção subjetiva ao esforço de Borg com valor ≥ 18; b) RER com valor ≥ 1,10; c) máximo pela resposta cronotrópica (FC) atingindo 98% da FC predita para a idade (o valor mínimo é 95%); d) VO_2máx atingido pelo seguinte critério de validação: o VO_2 não aumentou mais que 2,0 ml/kg/min com o aumento da intensidade entre 5% e 10% no esforço máximo, acompanhado de sinais indiretos (rubor facial, hiperpneia intensa, excesso de suor e dificuldade de manutenção na coordenação motora com o incremento do esforço).
- Os valores de RER ≥ 12-16 na escala de Borg (6-20) sugerem que o LV_2 ou PCR foi atingido.
- No pico de esforço, a fadiga e o platô verificados demonstram acidose galopante, desequilíbrio da relação oferta/extração periférica de O_2 e cinética de O_2 mais lenta.
- O LV_2 ou PCR foi o ponto a partir do qual, durante o exercício adicional à resposta da V_E, a FR, a $PETCO_2$ e o V_ECO_2 abandonaram a linearidade associada ao platô do VC.
- A potência aeróbia máxima ou consumo máximo de oxigênio (VO_2máx), que caracteriza a capacidade máxima pulmonar de captação do oxigênio (fôlego máximo) do ar atmosférico, foi de 40,0 ml/kg/min. A variação desse parâmetro fisiológico em algumas modalidades, como o futebol, por exemplo, é de 52 ml/kg/min a 62 ml/kg/min. Portanto, o avaliado está a 77% do valor mínimo (40/52 = 77%) e a apenas 65% do valor máximo (40/62 = 65%). Essa é uma maneira de expressar o desempenho aeróbio máximo de um atleta e a sua distância do valor mais adequado para seu desempenho.

2.3.3 Conclusão

Sugerimos que o treinamento aeróbio contínuo seja realizado entre os limites de velocidade do LV_1 e LV_2, pois o componente lento do consumo de oxigênio (VO_2) submáximo em direção ao VO_2máx será reduzido e, por conseguinte, aumentará a cinética de O_2, aumentando a eficiência do metabolismo aeróbio. Em contrapartida, após o LV_2, a cinética do VO_2 começa a diminuir, pois o padrão de resposta do VO_2 com o incremento da intensidade provoca desaceleração na curva VO_2 × velocidade.

Seria interessante também realizar o método de corrida intensiva aeróbia, com intervalos, na velocidade do LV_2, para aprimorar a condição aeróbia e, consequentemente, restaurar a via aláctica no momento da realização dos treinamentos, combinando potência e velocidade (anaeróbios), caso este seja o objetivo.

A velocidade do primeiro limiar deve ser utilizada para treino regenerativo. Treinar abaixo do limite inferior (LV_1) não provoca melhora da aptidão aeróbia. Treinar com intervalos até o limite superior (LV_2) melhora a capacidade de tolerar exercícios de longa duração. Desse modo, conclui-se que o indivíduo avaliado apresenta baixa compensação respiratória.

2.3.4 Observação importante

O TEE fornece uma avaliação global das respostas cardiorrespiratórias e metabólicas durante exercício. Essa resposta fisiológica integrada e dinâmica de avaliação dos sistemas em intensidade submáxima e máxima proporciona informações relevantes em diferentes graus da capacidade funcional do indivíduo. Assim, o TEE cada vez mais tem sido utilizado em um amplo espectro de aplicações.

O TEE é um valioso método de obtenção de parâmetros funcionais que pode ser utilizado tanto em indivíduos saudáveis como em indivíduos doentes. Ele é considerado como uma metodologia padrão ouro e faz sucesso na área da avaliação funcional porque o aumento no transporte de O_2 e CO_2 é uma função multifatorial relacionada com músculos esqueléticos, circulação periférica, coração, circulação pulmonar, sangue, pulmões e músculos respiratórios. Qualquer desequilíbrio fisiológico nesse sistema interativo pode causar limitação ao esforço. Portanto, a avaliação das respostas cardiovasculares, respiratórias, metabólicas e subjetivas durante o exercício muscular dinâmico assume um importante papel diagnóstico e prognóstico que supera enormemente a resposta fisiológica estática do indivíduo na condição de repouso.

Por isso, é de suma importância o entendimento de como deve ser feita a avaliação ergoespirométrica e a prescrição do treinamento aeróbio com base nos resultados obtidos.

■■■ 2.4 Considerações finais

O teste ergoespirométrico possibilita determinar variáveis respiratórias, metabólicas e cardiovasculares pela medida das trocas gasosas pulmonares durante o exercício, bem como o comportamento dos índices de avaliação funcional. O consumo máximo de oxigênio e os limiares ventilatórios são os principais indicadores de aptidão funcional cardiorrespiratória, e são utilizados na prática para o diagnóstico e o prognóstico do desempenho esportivo. A monitoração do treinamento torna-se um procedimento individualizado, na medida em que são utilizadas a velocidade e a frequência cardíaca dos limiares ventilatórios para indicação e diagnóstico do treinamento. A utilização prática da ergoespirometria permitiu, portanto, um salto de qualidade no método da avaliação e do treinamento esportivo de indivíduos atletas ou daqueles que são sedentários, cardiopatas, pneumopatas etc., de ambos os sexos. O teste discrimina com exatidão o nível de prescrição da intensidade ideal para o desenvolvimento do metabolismo aeróbio. Aplicação do teste ergoespirométrico *mais* interpretação dos resultados *mais* programação do treinamento *igual* treinamento eficiente e seguro.

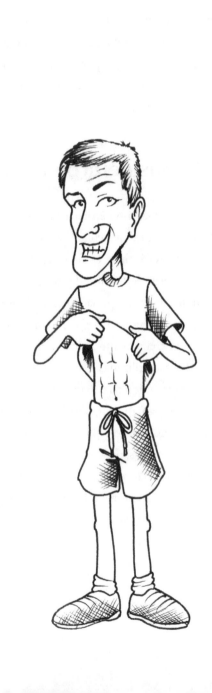

A importância do *core* na musculação

3

Fabiano Pinheiro Peres | Talitha Ruzza

O treinamento de *core* (tronco) é um dos principais exercícios aplicados dentro do que se convencionou chamar de treinamento funcional. Exercícios para essa área do corpo, *core training* ou simplesmente *core*, vêm ocorrendo com muita frequência em aulas de *personal*, salas de musculação, cursos, palestras etc.

Os principais benefícios de se trabalhar com mais ênfase o tronco dentro da rotina do treinamento personalizado são:

- *aumento da segurança* – em todo e qualquer exercício feito na sua forma livre (halteres, cabos, barras etc.), a musculatura do tronco é estimulada. No entanto, se ela não estiver fortalecida, aumenta-se, e muito, o risco de lesões musculares e a perda da eficiência do gesto motor. Para iniciarmos um treino com cargas elevadas, quando não estamos trabalhando em máquinas, é necessário que o atleta esteja com o tronco em ordem;
- *aumento do rendimento* – basta imaginar a seguinte situação: o atleta A está realizando um exercício de agachamento com cargas elevadas, porém, com a musculatura de seu tronco fortalecida. O atleta B, por sua vez, também está realizando um exercício intenso, mas não realizou previamente (semanas, meses) exercícios específicos para o tronco.

Por exemplo:

- Na *musculação com treinamento específico para o tronco*, tem-se: agachamento + tronco fortalecido = séries mais intensas com bastante estabilidade > maiores chances de desenvolvimento muscular com menor risco de lesões
- Na *musculação sem treinamento específico para o tronco*, tem-se: agachamento + tronco enfraquecido = séries menos intensas com maior instabilidade > menores chances de desenvolvimento muscular, além de risco elevado de lesões.

▮▮▮ 3.1 Como treinar os músculos do tronco

Como em qualquer tipo de treinamento, é sempre importante variar os estímulos. Para tanto, deve-se, frequentemente, aumentar ou diminuir o número de repetições, inserir ou retirar cargas, atentar-se à quantidade de exercícios para cada grupo muscular etc.

Bossi (2011) afirma que o número de repetições nos exercícios funcionais vem sendo utilizado empiricamente e, por causa da grande redução de cargas, muitas vezes o indivíduo não consegue atingir o estímulo muscular ideal para alcançar seus objetivos.

Sabe-se que ainda não existe um consenso na literatura sobre o número ideal de repetições para cada nível de condicionamento. No entanto, é possível direcionar o treinamento para que ele não seja um estímulo muito intenso ou sem intensidade alguma.

Não se pretende determinar, aqui, uma forma única de treinamento, como uma receita de bolo, mas apenas direcionar. No entanto, para a montagem do programa de treino, deve-se sempre considerar o nível do aluno, o objetivo do treinamento e o período de treinamento em que ele se encontra.

A seguir, encontram-se mais de 90 fotos ilustrando a execução de cada movimento e suas respectivas variações.

3.1.1 Prancha lateral

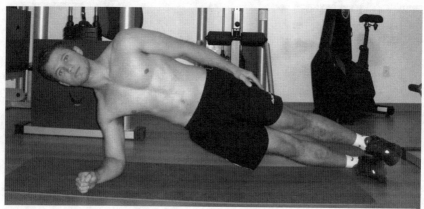

FIGURA 3.1 – Prancha lateral solo.

Execução: em decúbito lateral, apoiando o antebraço e os pés no solo. Manter o quadril elevado, fazendo que o tronco fique totalmente alinhado.

Variação

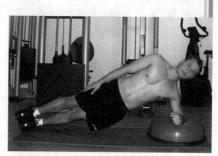

FIGURA 3.2 – Prancha lateral no domo. Pelo fato de se utilizar uma base de suporte instável (domo), há um aumento significativo da intensidade.

3.1.2 Prancha frontal

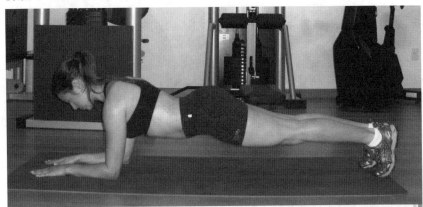

Figura 3.3 – Prancha frontal.

Execução: em decúbito ventral, com o antebraço e a ponta dos pés apoiados no solo, realizar a elevação do quadril, mantendo o tronco alinhado.

Variações

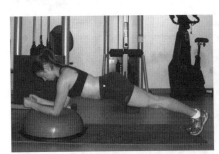

Figura 3.4 – Prancha frontal no domo.

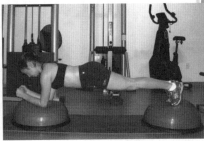

Figura 3.5 – Prancha frontal com dois domos.

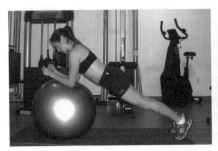

Figura 3.6 – Prancha frontal na bola.

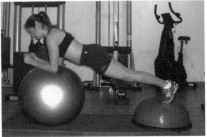

Figura 3.7 – Prancha frontal no domo e na bola.

3.1.3 Prancha frontal modificada

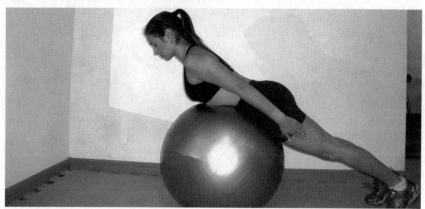

Figura 3.8 – Prancha frontal modificada.

Execução: manter o abdômen sobre a bola com os braços estendidos ao longo do tronco, procurando conservar a ponta dos pés no solo.

Dica: para aumentar o nível de dificuldade do exercício, diminuir a base de suporte unindo os pés.

Variação

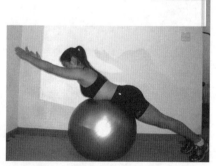

Figura 3.9 – Prancha frontal modificada.

3.1.4 Prancha frontal modificada na bola

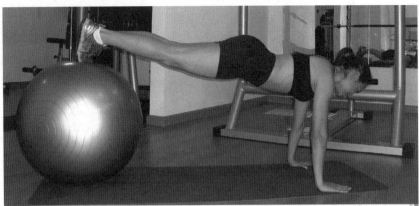

FIGURA 3.10 – Prancha frontal modificada na bola.

Execução: em decúbito ventral, com as mãos apoiadas no solo e a ponta dos pés apoiada na bola, manter o quadril alinhado ao resto do corpo.

Dica: manter o abdômen contraído durante toda a execução do movimento.

Atenção: em alguns casos, o aluno pode sentir algum desconforto na região lombar. Caso isso ocorra, deve-se elevar o quadril.

Variações

Execução: em decúbito ventral com as mãos apoiadas no domo e a ponta dos pés apoiada na bola, manter o quadril alinhado ao corpo.

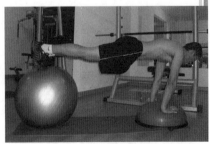

FIGURA 3.11 – Prancha frontal na bola e no domo.

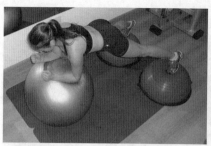 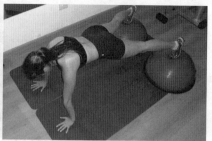

Figura 3.12 – Prancha frontal na bola e nos domos.

Figura 3.13 – Prancha frontal com pés nos domos.

3.1.5 Prancha lateral tesoura

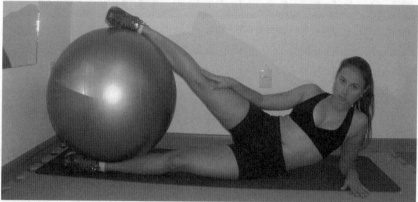

Figura 3.14 – Prancha lateral tesoura (posição inicial).

Execução: em decúbito lateral, apoiar o antebraço no solo com a bola entre as pernas.

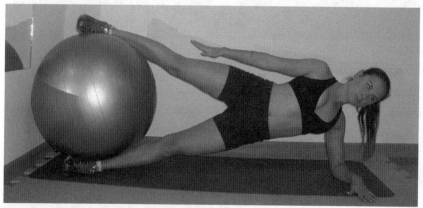

Figura 3.15 – Prancha lateral tesoura (posição final).

Execução: realizar a elevação do quadril, mantendo-o alinhado durante a execução.

3.1.6 Canivete

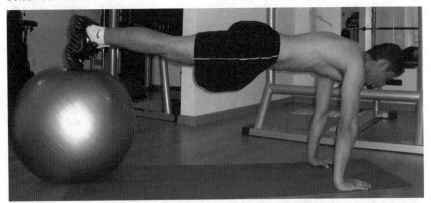

FIGURA 3.16 – Canivete (posição inicial).

Execução: em decúbito ventral, com as mãos apoiadas no solo e a ponta dos pés apoiada na bola.

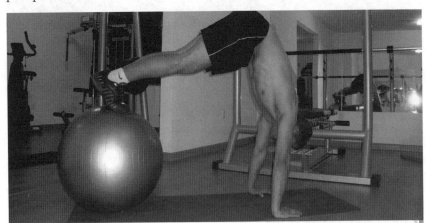

FIGURA 3.17 – Canivete (posição final).

Execução: realizar a flexão de quadril, mantendo a musculatura abdominal contraída durante toda a execução do movimento.

Variação

Execução: em decúbito ventral, com as mãos apoiadas no domo e a ponta dos pés apoiada na bola.

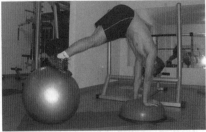

FIGURA 3.18 – Canivete.

3.1.7 Prancha frontal com flexão de quadril na bola

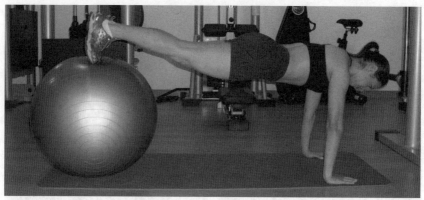

FIGURA 3.19 – Prancha frontal com flexão de quadril na bola (posição inicial).

Execução: em decúbito ventral, com as mãos no chão e as pernas apoiadas na bola.

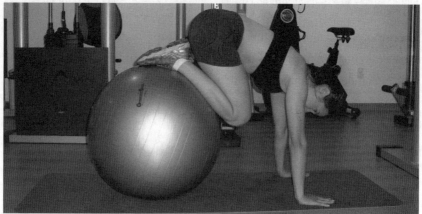

FIGURA 3.20 – Prancha frontal com flexão de quadril na bola (posição final).

Execução: realizar a flexão de quadril e joelho, mantendo a musculatura abdominal em contração isométrica durante a execução. Voltar à posição inicial.

3.1.8 Flexão de quadril no espaldar

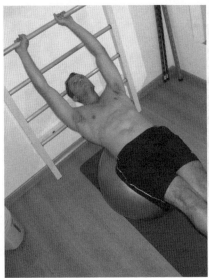

FIGURA 3.21 – Flexão de quadril no espaldar (posição inicial).

Execução: em decúbito dorsal, manter a região lombar na bola com os joelhos estendidos e as mãos segurando no espaldar.

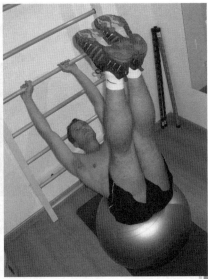

FIGURA 3.22 – Flexão de quadril no espaldar (posição final).

Execução: realizar a flexão de quadril até, aproximadamente, 90 graus.

Variação

Dica: colocar tornozeleira para aumentar a sobrecarga.

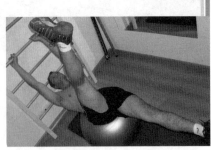

FIGURA 3.23 – Flexão de quadril no espaldar.

3.1.9 Ponte com *medicine ball*

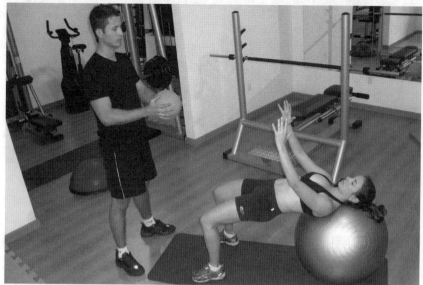

Figura 3.24 – Ponte com *medicine ball* (posição inicial).

Execução: sentar no topo da bola e, vagarosamente, realizar a extensão de tronco até apoiar os ombros nela.

Importante: manter o quadril elevado na mesma linha de todo o resto do tronco e estender os braços, lançando a bola para o parceiro.

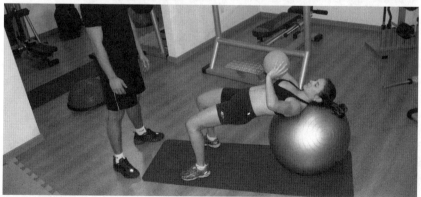

Figura 3.25 – Ponte com *medicine ball* (posição final - a).

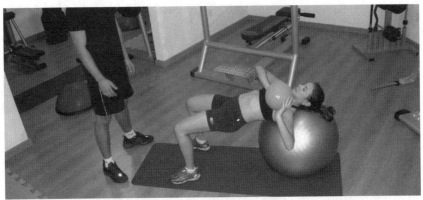

Figura 3.26 – Ponte com *medicine ball* (posição final - b).

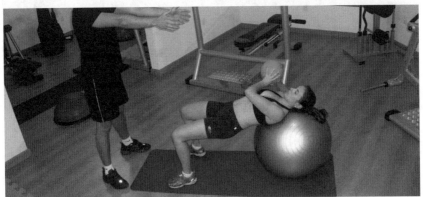

Figura 3.27 – Ponte com *medicine ball* (posição final - c).

Execução: ficar na posição de expectativa, alternando o recebimento da bola pelo lado direito e lado esquerdo; manter o tronco em contração.

3.1.10 Salto lateral com desequilíbrio

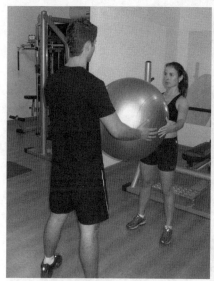 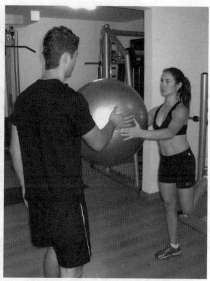

FIGURA 3.28 – Salto lateral com desequilíbrio (a).   FIGURA 3.29 – Salto lateral com desequilíbrio (b).

Execução: estabilizar a bola à frente com os braços totalmente estendidos. Pressioná-la durante a execução do movimento. De frente para o parceiro, realizar um salto lateral para a esquerda, sem executar a rotação do tronco. Repetir o movimento na direção oposta.

Atenção: para estimular a musculatura do tronco, este não deverá sofrer rotação.

Dica: ao final de cada salto, o parceiro aumentará a dificuldade do exercício pressionando a bola para o mesmo lado do deslocamento (Figura 3.30).

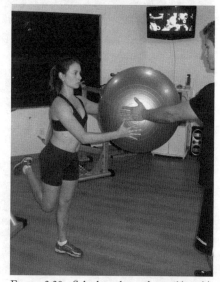

FIGURA 3.30 – Salto lateral com desequilíbrio (c).

3.1.11 Prancha frontal dinâmica

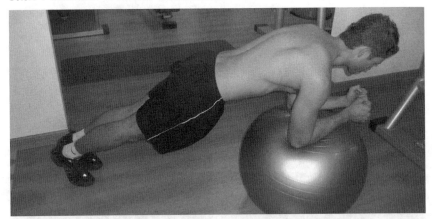

Figura 3.31 – Prancha frontal dinâmica (a).

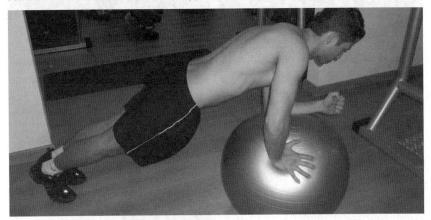

Figura 3.32 – Prancha frontal dinâmica (b).

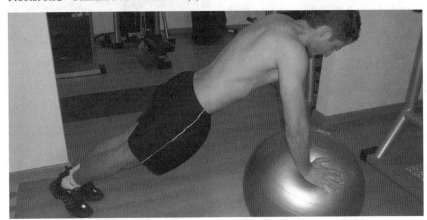

Figura 3.33 – Prancha frontal dinâmica (c).

Execução: em decúbito ventral e com o antebraço apoiado na bola (90 graus). Manter apenas a ponta dos pés no chão. Realizar a extensão de cotovelo do braço direito e, posteriormente, a extensão de cotovelo do braço esquerdo; permanecer nesta posição durante alguns segundos. Em seguida, retornar à posição inicial, apoiando o antebraço direito e o esquerdo.

Dica: para aumentar o grau de dificuldade do exercício, diminuir a base de suporte aproximando os pés.

Variação

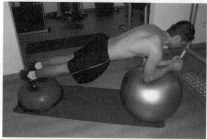

FIGURA 3.34 – Prancha frontal dinâmica (a).

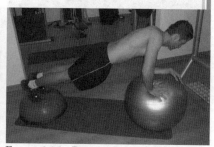

FIGURA 3.35 – Prancha frontal dinâmica (b).

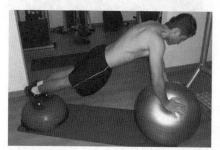

FIGURA 3.36 – Prancha frontal dinâmica (c).

3.1.12 Rolamento na bola

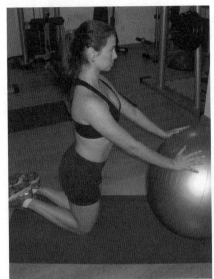

Execução: manter as mãos firmemente sobre a bola e os joelhos apoiados no solo, estimulando o desequilíbrio para frente durante a flexão de ombro.

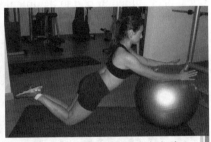

Figura 3.37 – Rolamento na bola (posição inicial).

Figura 3.38 – Rolamento na bola (posição final; permanecer alguns segundos nessa posição).

Variação

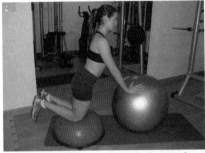

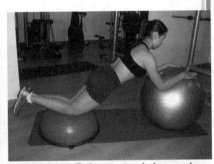

Figura 3.39 – Rolamento na bola com domo (posição inicial).

Figura 3.40 – Rolamento na bola com domo (posição final).

3.1.13 Rolamento vertical na bola

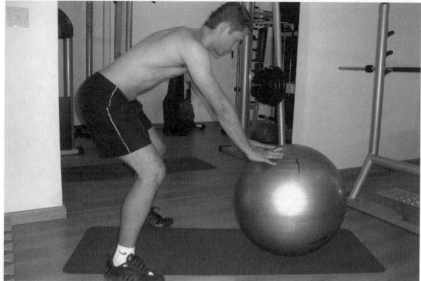

FIGURA 3.41 – Rolamento vertical na bola (posição inicial).

Execução: com as pernas afastadas e as mãos sobre a bola, estimular o desequilíbrio, projetando o corpo para frente; manter sempre as mãos apoiadas, sustentando o tronco e mantendo o abdômen contraído durante toda a execução.

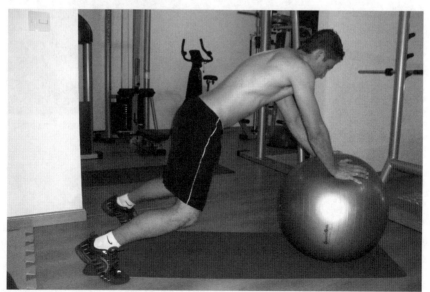

FIGURA 3.42 – Rolamento vertical na bola (posição final).

3.1.14 *Superman* no domo

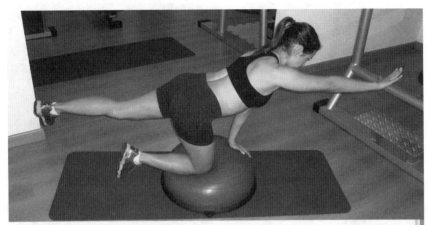

FIGURA 3.43 – *Superman* no domo.

Execução: apoiar o joelho direito e a mão esquerda no domo. Braços e pernas devem estar estendidos de forma alternada (movimentos contralaterais).

Variação

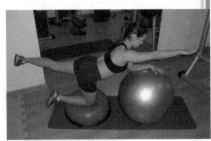

FIGURA 3.44 – *Superman* no domo e na bola.

3.1.15 Flexão de braço no domo

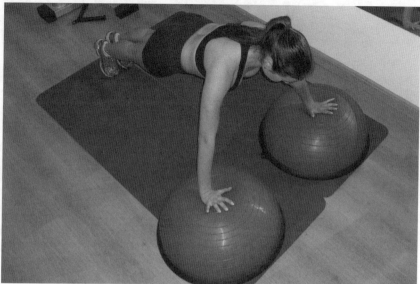

Figura 3.45 – Flexão de braços nos domos (posição inicial).

Execução: cada uma das mãos apoiadas sobre um domo, com os cotovelos estendidos.

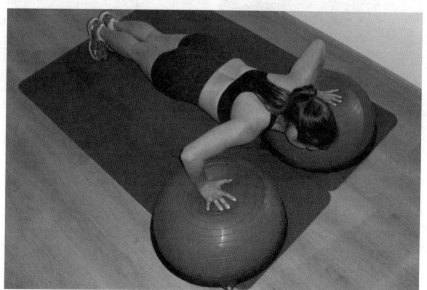

Figura 3.46 – Flexão de braços nos domos (posição final).

Execução: realizar o movimento de flexão de braços nos domos (extensão de cotovelos e abdução dos ombros). Voltar à posição inicial.

Variações

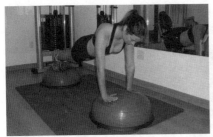
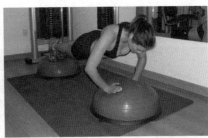

Figura 3.47 – Flexão de braços nos domos (a). Figura 3.48 – Flexão de braços nos domos (b).

Figura 3.49 – Flexão de braços no domo (a). Figura 3.50 – Flexão de braços no domo (b).

3.1.16 Flexão de ombro e quadril na bola

Execução: mãos e pernas apoiadas na bola, com o quadril em flexão. Realizar a extensão de quadril e flexão de ombro ao mesmo tempo (Figura 3.52). Voltar à posição inicial.

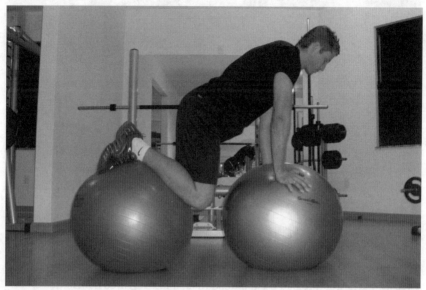

FIGURA 3.51 – Flexão de ombro e quadril na bola (a).

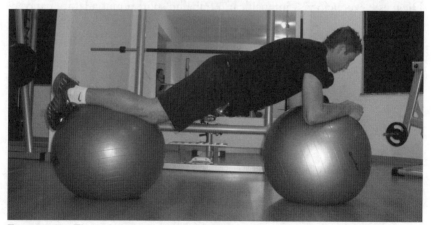

FIGURA 3.52 – Flexão de ombro e quadril na bola (b).

3.1.17 Paravertebral com *medicine ball*

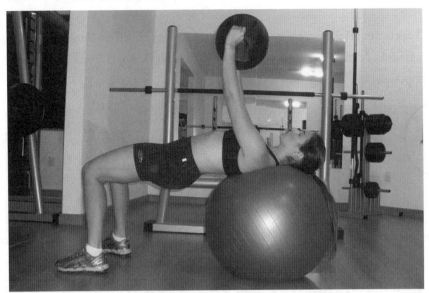

FIGURA 3.53 – Paravertebral com *medicine ball*.

Execução: sentar-se na bola, segurando a *medicine ball* na altura dos ombros. Realizar a extensão de tronco, mantendo o cotovelo estendido durante toda a execução. Manter a região escapular sobre a bola e o glúteo contraído.

Dica: este exercício visa intensificar o trabalho sobre a musculatura paravertebral.

3.1.18 Abdominal no *smith*

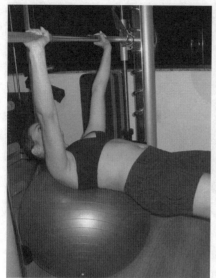
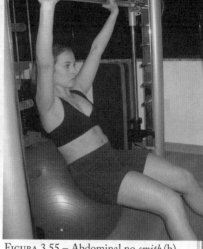

Figura 3.54 – Abdominal no *smith* (a). Figura 3.55 – Abdominal no *smith* (b).

Execução: em decúbito dorsal na bola, com os braços estendidos e as mãos apoiadas na barra do *smith*, realizar a flexão de tronco sem flexionar os braços (Figura 3.55). Os pés devem ficar afastados para aumentar a base de suporte.

Variação

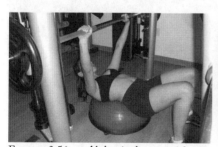
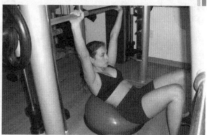

Figura 3.56 – Abdominal no *smith* com domo (a). Figura 3.57 – Abdominal no *smith* com domo (b).

Dica: para aumentar o grau de dificuldade, diminuir a base de suporte, aumentando, assim, o desequilíbrio.

3.1.19 Rotação com *medicine ball*

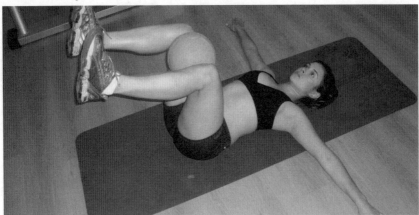

FIGURA 3.58 – Rotação com *medicine ball* (a).

Execução: em decúbito dorsal, com quadril e joelhos flexionados, manter a *medicine ball* entre os joelhos (conservar a bola pressionada durante toda a execução). Realizar a rotação do quadril para a direita e para a esquerda (Figuras 3.59 e 3.60). Os braços devem ficar estendidos para aumentar o controle do movimento.

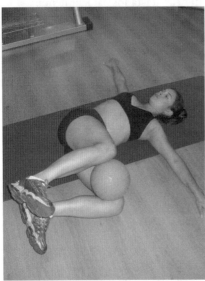 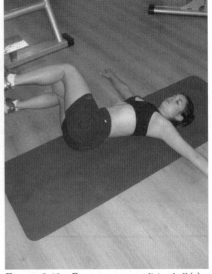

FIGURA 3.59 – Rotação com *medicine ball* (b). FIGURA 3.60 – Rotação com *medicine ball* (c).

3.1.20 Rotação com bola suíça

Variação

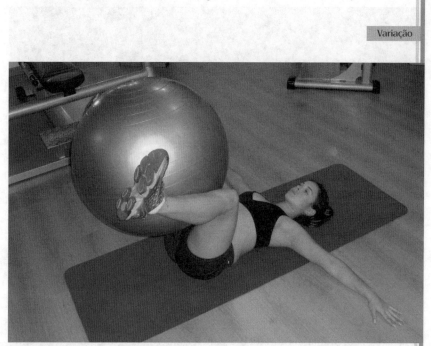

FIGURA 3.61 – Rotação com bola suíça (a).

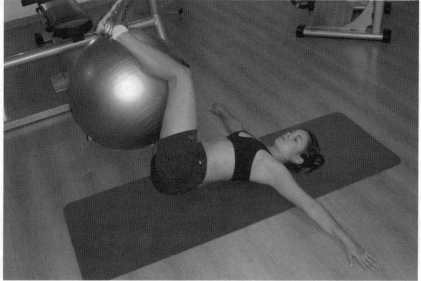

FIGURA 3.62 – Rotação com bola suíça (b).

3.1.21 Rotação na prancha frontal

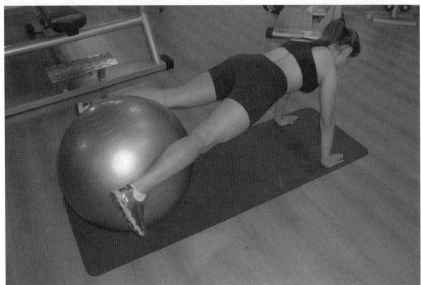

Figura 3.63 – Rotação na prancha frontal (a).

Execução: com as mãos apoiadas no solo, pressionar a bola entre as pernas. Girar o tronco, ora para a direita ora para a esquerda (Figura 3.64), mantendo o abdômen contraído para controlar o movimento.

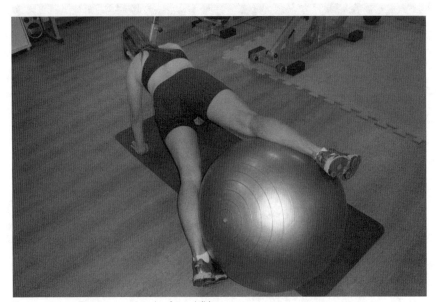

Figura 3.64 – Rotação na prancha frontal (b).

3.1.22 Elevação da pelve na bola

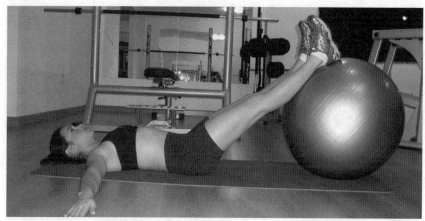

Figura 3.65 – Elevação da pelve na bola (a).

Execução: em decúbito dorsal e com os pés apoiados na bola, elevar a pelve (Figura 3.66), contraindo o glúteo durante o movimento.

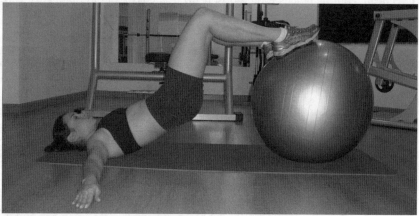

Figura 3.66 – Elevação da pelve na bola (b).

Dica: este exercício pode ser executado de forma dinâmica (subindo e descendo) ou isometricamente (mantendo a pelve elevada durante alguns segundos).

3.1.23 Prancha com flexão de quadril

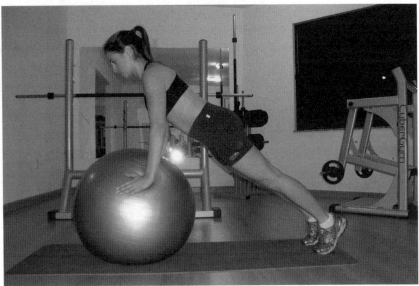

FIGURA 3.67 – Prancha com flexão de quadril (a).

Execução: com os braços estendidos, realizar apenas a flexão de quadril com uma das pernas. Realizar o movimento de forma alternada (Figura 3.68).

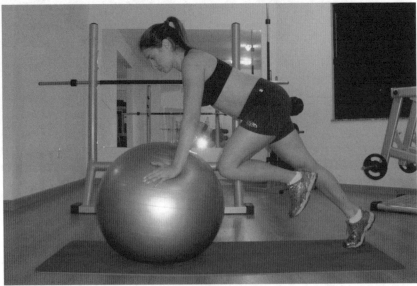

FIGURA 3.68 – Prancha com flexão de quadril (b).

3.1.24 Avanço com rotação de tronco

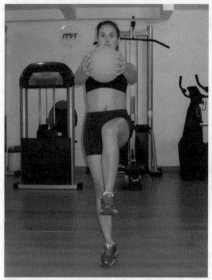

FIGURA 3.69 – Avanço com rotação de tronco (a).

Execução: segurando a *medicine ball* com os braços estendidos na altura do ombro, fazer o movimento de avanço, rodando o tronco, para a direita e para a esquerda (Figura 3.70).

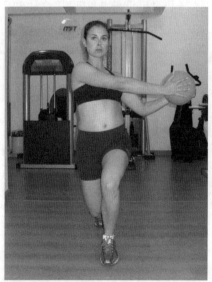

FIGURA 3.70 – Avanço com rotação de tronco (b).

3.1.25 Abdominal no *cross* com rotação de tronco

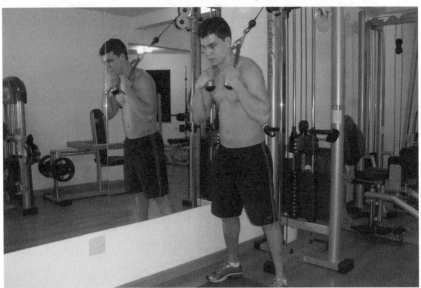

FIGURA 3.71 – Abdominal no *cross* com rotação de tronco (a).

Execução: em pé no *cross*, segurar na corda flexionando e girando o tronco (Figuras 3.72 e 3.73).

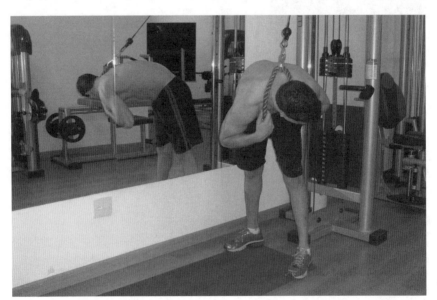

FIGURA 3.72 – Abdominal no *cross* com rotação de tronco (b).

A importância do *core* na musculação 73

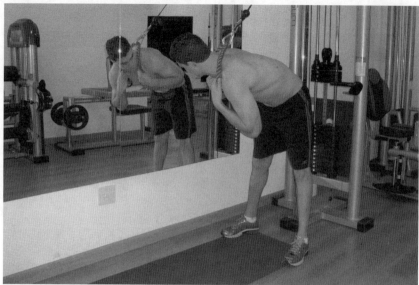

FIGURA 3.73 – Abdominal no *cross* com rotação de tronco (c).

Variação

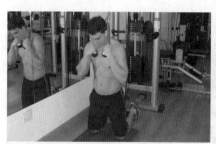

FIGURA 3.74 – Abdominal no *cross* com rotação de tronco (a).

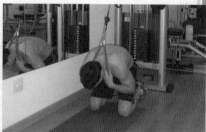

FIGURA 3.75 – Abdominal no *cross* com rotação de tronco (b).

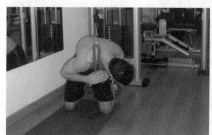

FIGURA 3.76 – Abdominal no *cross* com rotação de tronco (c).

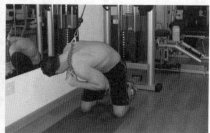

FIGURA 3.77 – Abdominal no *cross* com rotação de tronco (d).

3.1.26 Abdominal no *cross* com bola

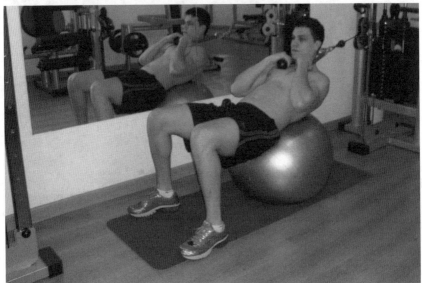

FIGURA 3.78 – Abdominal no *cross* com bola (a).

Execução: com a região lombar apoiada na bola, colocar a polia na altura dos ombros, segurando a corda firmemente. Flexionar o tronco (Figura 3.79).

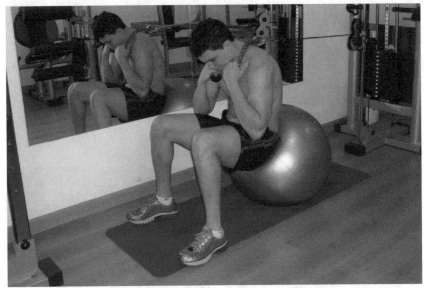

FIGURA 3.79 – Abdominal no *cross* com bola (b).

Dica: se necessário, apoiar os pés para possibilitar a realização do movimento com mais carga.

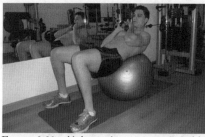 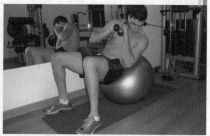

FIGURA 3.80 - Abdominal no *cross* com bola (a). FIGURA 3.81 – Abdominal no *cross* com bola (b).

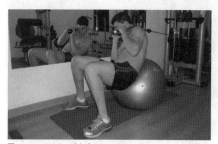

FIGURA 3.82 – Abdominal no *cross* com bola (c).

3.1.27 Adução e abdução de ombros

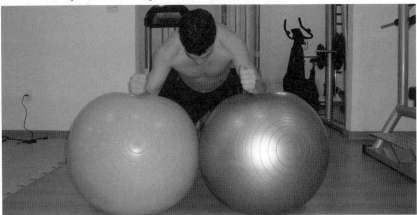

FIGURA 3.83 – Adução e abdução de ombros (a).

Execução: apoiar o antebraço na bola com os ombros em adução. Realizar a abdução de ombros, mantendo a musculatura abdominal contraída o tempo todo (Figura 3.84).

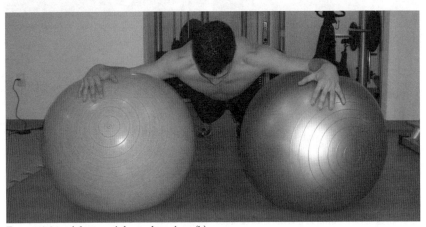

FIGURA 3.84 – Adução e abdução de ombros (b).

3.1.28 Extensão de quadril no *jump*

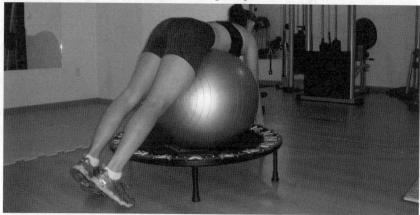

Figura 3.85 – Extensão de quadril no *jump* (a).

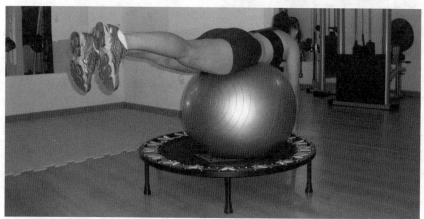

Figura 3.86 – Extensão de quadril no *jump* (b).

Execução: com a bola sobre o *jump*, deitar em decúbito dorsal, realizando a extensão de quadril (Figura 3.86).

3.1.29 Inclinação lateral com *medicine ball*

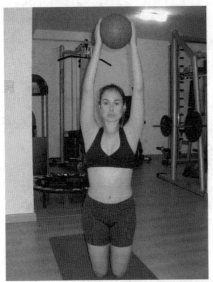

FIGURA 3.87 – Inclinação lateral com *medicine ball* (a).

Execução: de joelhos, segurando a *medicine ball* acima da cabeça (ombros em flexão), fazer a inclinação para o lado direito (Figura 3.88) e para o lado esquerdo (Figura 3.89).

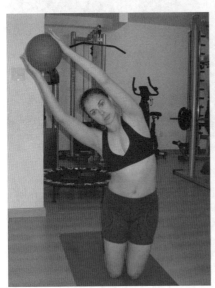

FIGURA 3.88 – Inclinação lateral com *medicine ball* (b).

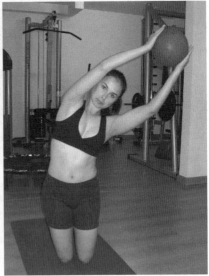

FIGURA 3.89 – Inclinação lateral com *medicine ball* (c).

Dica: executar o mesmo exercício com os joelhos apoiados sobre o domo.

3.1.30 Abdominal carrinho

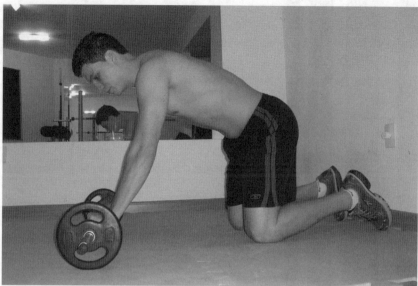

Figura 3.90 – Abdominal carrinho (a).

Execução: joelhos a 90 graus, segurar na barra reta e executar a extensão de tronco (Figura 3.91). Ao final da extensão, retornar à posição inicial.

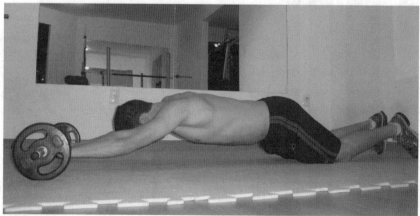

Figura 3.91 – Abdominal carrinho (b).

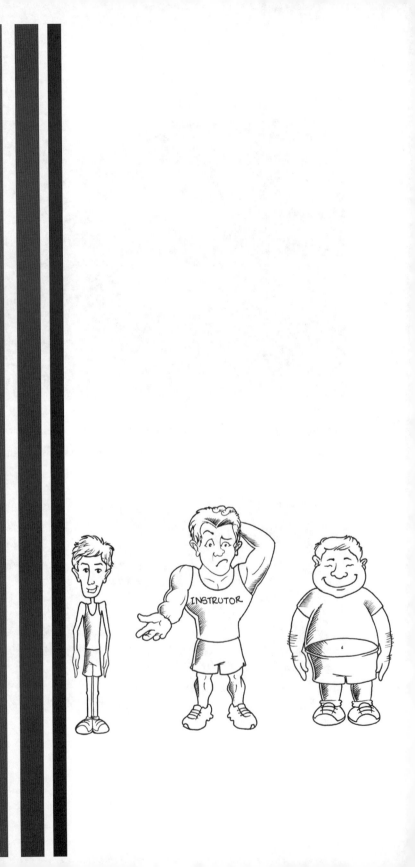

4

Métodos de treinamento resistido aplicados ao *personal trainer*

Fabiano Pinheiro Peres

▌▌▌ 4.1 Descrição dos métodos

Existem vários métodos de treinamento dentro da musculação. A seguir, serão ilustrados cada um deles, mostrando as vantagens e desvantagens de sua utilização nos treinamentos.

Não existe, na literatura científica, comprovação real de que tais métodos sejam melhores ou piores quando comparados entre si. Não necessariamente deve-se usar um desses métodos para montar o programa do aluno, mas o que se deve levar em consideração é que, como são várias propostas, é importante sempre que se explore ao máximo cada uma delas, para fazer que os músculos recebam estímulos diferentes e consigam melhores resultados.

Observação: vale ressaltar que nenhum desses métodos pode determinar se é melhor usá-los para o aumento da força pura, hipertrofia, potência ou resistência muscular. Para isso, deve-se usar as combinações de carga, repetições, intervalos, séries etc. Quem deve definir a carga de treino é o profissional de Educação Física. É ele quem irá considerar, especialmente em relação ao objetivo, o nível de condição física e o período de treinamento que o atleta se encontra.

4.1.1 Piramidal

4.1.1.1 Piramidal crescente

Este método é caracterizado pelo aumento da carga à medida que se diminui o número de repetições. Neste método, geralmente são usadas, em média, até sete séries. Exemplo: 1 × 12 repetições com 12 kg, 1 × 10 repetições com 14 kg, 1 × 8 repetições com 16 kg, e assim por diante. Conforme se trabalha mais intensamente, mais fibras brancas serão recrutadas, podendo potencializar o processo hipertrófico.

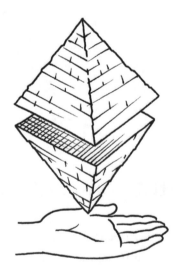

4.1.1.2 Piramidal decrescente

Este método é caracterizado pela diminuição da carga à medida que se aumenta o número de repetições. Neste método, também são usadas até sete séries. Exemplo: 1 × 8 repetições com 16 kg, 1 × 10 repetições com 14 kg, 1 × 12 repetições com 12 kg, e assim por diante. Logo na primeira série, já são utilizadas cargas bem elevadas, proporcionando maior recrutamento das fibras brancas já nas primeiras repetições.

4.1.2 Repetição forçada

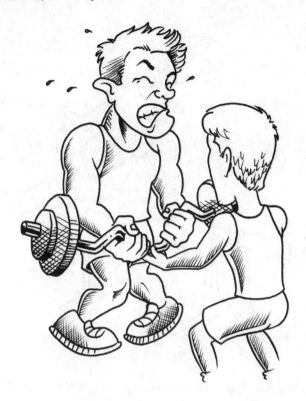

Primeiramente, realiza-se uma série até a exaustão. Feito isso, continua-se a mesma série, realizando mais movimentos (em média, até cinco movimentos após a exaustão). Neste método, é interessante a ajuda de um companheiro para a realização do exercício com segurança.

Embora pareça estranho, já que o aluno chegou à exaustão e, portanto, não teria mais condições de executar outras repetições, este método não deixa de ter sua validade. O estímulo de um auxílio para se executar mais repetições, além da falha concêntrica momentânea, parece ser bastante positivo, mas nada conclusivo.

É importante esclarecer que esse método não deve ser utilizado constantemente, pois o risco de lesão pode aumentar. Esse método de treino é muito usado como um estímulo de treino de *choque* (sessão intensa de treino, visando grandes alterações orgânicas).

4.1.3 Ondulatório

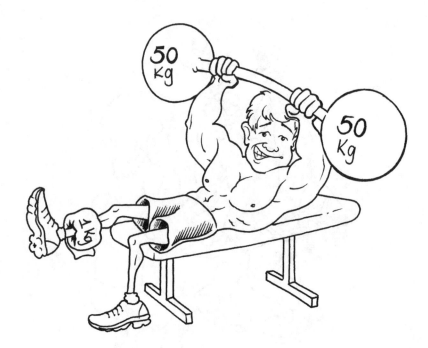

Um treino mais intenso é indicado para os membros inferiores (altas cargas e baixas repetições) e, ao mesmo tempo, as cargas de treino para os membros superiores são reduzidas (cargas mais leves, com aumento do número de repetições). Em geral, é aplicado este método quando, por exemplo, após o treino, sessões mais intensas de flexibilidade são usadas para o grupo muscular que não treinou intensamente. Outra estratégia interessante para a utilização desse método é quando objetiva-se descansar um grupo muscular que trabalhou intensamente em sessões anteriores.

4.1.4 Séries exaustivas

Estas séries envolvem os métodos: pré-exaustão, exaustão e *drop set*.

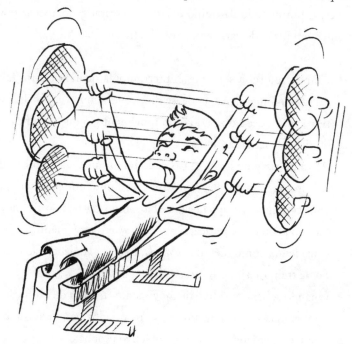

4.1.4.1 Pré-exaustão

Ocorre quando o objetivo do treinamento é gerar um estresse sobre um grupo muscular desejado, antes de fazer o exercício específico para ele. Quando, por exemplo, o objetivo é trabalhar a pré-exaustão de bíceps, antes de fazer o movimento específico (rosca direta), faz-se a remada baixa e a remada unilateral. Nesses exercícios, tem-se uma participação bastante significativa do bíceps para que, quando for realizado um exercício específico (rosca direta), esse grupo muscular (bíceps) já esteja cansado (pré-exaustão). É uma estratégia interessante, sobretudo nos dias em que o aluno tem pouco tempo para treinar vários exercícios para um mesmo grupo muscular. Fazendo esse tipo de treino, menos exercícios serão necessários porque o estresse sobre ele será bem maior. Desse modo, todas as vezes que ele for treinado (movimentos isolados para um determinado grupo muscular), já estará em pré-exaustão.

4.1.4.2 Exaustão

É quando todas as séries são executadas até a falha concêntrica momentânea. É um método de treino que deve ser praticado apenas por alunos experientes, em razão de vários motivos, dentre eles:

- Como cada série somente é interrompida quando ocorre falha concêntrica momentânea, pode-se dizer que sempre, ao final de cada série, ocorre queda do padrão do movimento, o que significa aumento do risco de lesão muscular.
- Além do risco de lesão, outro dado importante a ser observado é que sempre quando se chega próximo do limite em cada série, o aluno, para conseguir completá-la, acaba saindo do padrão de movimento. Sair do padrão, na prática, significa *roubar* o movimento, o que muitos consideram como método *roubada*. Este, na verdade, não é um método de treino, e sim uma *roubada*, literalmente.
- Quando se sai do padrão de movimento (técnica de execução), outros grupos musculares acabam sendo recrutados para que o movimento aconteça, perdendo com isso o objetivo proposto.

4.1.4.3 *Drop set*

Treina-se normalmente o número de séries e repetições. Ao final da última repetição da última série, diminui-se o peso que estava sendo usado e, sem intervalo (o intervalo é somente para a retirada do peso), realiza-se mais algumas repetições até a exaustão.

Uma boa adaptação para usar esse método, especialmente para intermediários, é a não obrigatoriedade de continuar a série até a exaustão.

É válido destacar que esse método não deverá ser usado caso o aluno não esteja treinado para isso!

4.1.5 Blitz

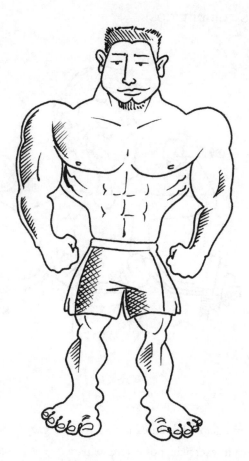

  É quando se trabalha apenas um único grupo muscular na sessão de treinamento. É um método muito intenso e estressante, por isso, somente quem é bastante experiente e possui um bom nível de condicionamento deve usá-lo. Geralmente, deve ser realizado apenas uma vez na semana, o que pode levar alguns a pensarem que o atleta ficará destreinado.
  No entanto, pelo fato de ser um treino muito intenso e apenas para um único grupo muscular, às vezes, é necessário mais que uma semana de descanso para que o atleta se recupere totalmente. Ele pode, por exemplo, somente realizar exercícios específicos para o bíceps. Contudo, é a quantidade de exercícios para o mesmo grupo muscular que definirá o nível de intensidade do treinamento, considerando, evidentemente, as séries, as repetições, as cargas e os intervalos.

4.1.6 Métodos combinados

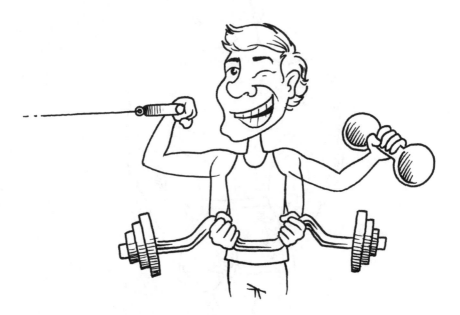

4.1.6.1 Bi *set*

São dois exercícios diferentes para o mesmo grupo muscular sem intervalo. Executar um exercício, por exemplo, para bíceps (rosca direta) e, logo em seguida, realizar outro exercício (rosca concentrada). Após realizar a rosca concentrada, é feita uma pausa (intervalo). Desse modo, a cada dois exercícios com intervalo, deve-se considerar uma passagem bi *set*. O exercício deverá ser repetido.

Uma boa dica para aumentar o estímulo é fazer outros exercícios diferentes para o mesmo grupo muscular depois da realização de mais uma passagem. Fazer, por exemplo, a segunda passagem com rosca alternada e rosca unilateral seguido de mais um período de descanso. Com isso, o aluno estará dando estímulos diferentes para o mesmo grupo muscular. Se for realizada uma terceira passagem, deve-se proceder do mesmo modo.

4.1.6.2 Tri *set*

São três exercícios diferentes para o mesmo grupo muscular e, após a realização do terceiro exercício, faz-se a pausa. O método tri *set* é exatamente igual ao bi *set*, porém, em vez de dois exercícios sem pausa, são realizados três exercícios diferentes antes do intervalo. As dicas citadas no método bi *set* para aumentar o estímulo, também servem para o método tri *set*.

4.1.6.3 Supersérie 1

É quando se realiza quatro ou mais exercícios diferentes para o mesmo grupo muscular sem intervalo para, em seguida, ocorrer a pausa. As observações para o método supersérie 1 são as mesas feitas para os outros dois métodos acima.

4.1.6.4 Supersérie 2

É quando são realizados dois exercícios sem intervalo, trabalhando agonista e antagonista para, em seguida, fazer uma pausa. Para uma única série de *leg press*, por exemplo, sem intervalo (apenas o tempo para mudar de exercício), fazer uma única série de cadeira flexora. Em seguida, realizar o intervalo. Mais uma vez, é importante salientar que as mesmas dicas para aumentar o estímulo devem ser seguidas conforme descrito no método bi *set*. O método supersérie 2 não deve ser feito, necessariamente, apenas para um único grupo muscular por dia. Ele pode (e deve, dependendo do objetivo do treinamento) ser feito para outros grupos no mesmo dia. Deve-se primeiramente realizar a sequência descrita acima, depois fazer o trabalho de agonista e antagonista para o tronco (remada baixa e supino) e, em seguida, fazer o mesmo tipo de trabalho para os membros superiores (tríceps, na polia, e bíceps, na máquina).

4.1.7 Superlento

Toda a execução de qualquer exercício é bem lenta. O tempo de execução em cada série é controlado, tornando o tempo (em segundos) mais uma variável a ser observada durante o exercício. O tempo de execução varia de acordo com o objetivo do treinamento, mas geralmente fica entre cinco e trinta segundos (exemplo: cinco segundos de duração na fase excêntrica e cinco segundos de duração na fase concêntrica). Deve-se ter cautela especialmente no tempo de permanência na fase excêntrica, em que o estresse sobre a fibra muscular é bem maior, potencializando o risco de lesão quando se trabalha com alta carga e tempo elevado de execução.

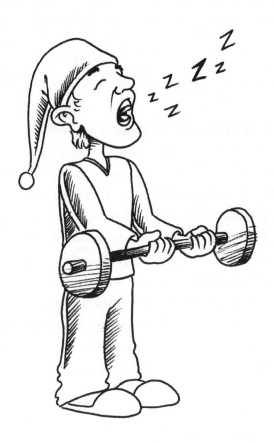

4.1.8 Isométrico

Ocorre quando se treina somente com contração isométrica (contração estática). Deve-se delimitar o ângulo de contração de um determinado exercício. Em cada exercício é muito interessante trabalhar vários ângulos para, possivelmente, aumentar a força dinâmica. Quando estiver treinando o bíceps, por exemplo, determinar o ângulo que sofrerá contração estática (em média de três a doze segundos). Feito isso, descansar e, ao iniciar uma próxima série, a isometria deverá ser feita em um ângulo diferente. Nesse método, não se usam repetições em cada série, e sim tempo de execução. Em cada série, é importante trabalhar ângulos diferentes.

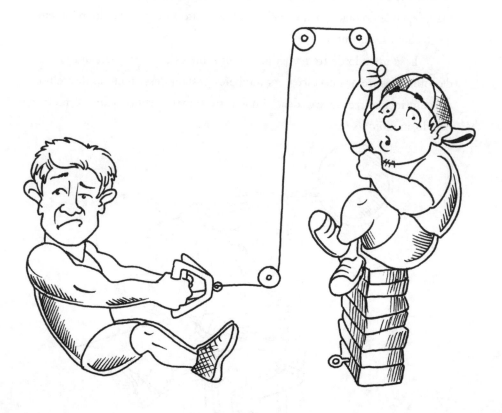

4.1.9 Circuito

É a execução de vários exercícios sem intervalo. O professor monta um circuito em que será determinado o número de exercícios e a quantidade de estações (equipamentos) a serem usados. Geralmente, cada volta na estação é considerada uma série ou passagem, executando-se, em média, de três a seis passagens (séries). Não existe intervalo durante a execução dos diferentes exercícios (apenas o intervalo para trocar de aparelho) e, ao final de cada série (passagem), realiza-se um intervalo de um a três minutos, de acordo, obviamente, com o objetivo do treinamento. As cargas podem variar nesse treino.

O que deve ficar bem claro é que o treinamento em circuito, não necessariamente deve ser feito com cargas leves, pois, como foi dito anteriormente, tudo depende do objetivo, do nível de treinamento e do período de treino em que o aluno se encontra.

Esse método de treinamento é muito interessante para sair um pouco da rotina dos treinos clássicos. As mulheres gostam desse método de treino, pois a principal reclamação delas é que o treinamento convencional é muito parado, monótono.

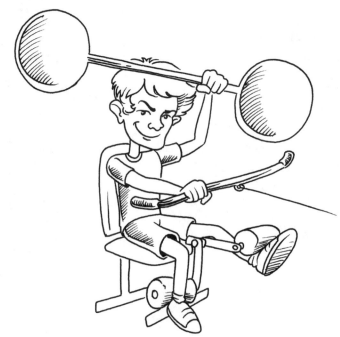

4.1.10 Excêntrico

Também chamado de método negativo, em que todos os exercícios têm ênfase na fase excêntrica do movimento. Muitas vezes, esse método de treino é observado de perto pelo professor por ser, geralmente, um treino muito exaustivo. Na maioria das vezes, a carga de treino fica acima da capacidade do aluno de executar o mesmo movimento durante a fase concêntrica. O professor auxilia durante toda a fase concêntrica e o aluno *trabalha* sozinho a fase excêntrica em velocidade baixa de execução.

Levando em consideração que em um treinamento convencional a contração excêntrica por si só gera um estresse muito maior nas fibras musculares, é importante destacar que o fato de se dar ênfase nesta fase causará mais estresse ainda. Como dica, é importante que se realize mais séries e menos repetições (quatro a seis séries com, no máximo, oito repetições).

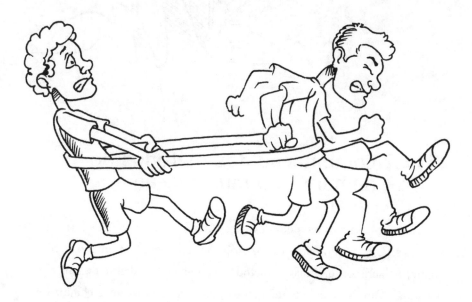

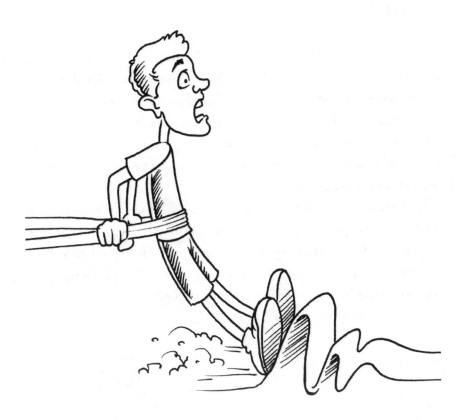

▌▌▌ 4.2 Combinação dos métodos de treinamento na musculação

Muitos usam os métodos descritos anteriormente, porém de forma isolada, ou seja, ora só piramidal, ora só excêntrico e, em outro momento, só bi *set*. Agora, o objetivo é combinar os métodos de treinamento dentro de uma mesma sessão. Para isso, será abordada uma proposta interessante: a combinação dos métodos de treino inseridos em uma única programação.

Todas as propostas a seguir podem ser realizadas por qualquer nível de treinamento, porém, deve-se levar em consideração as seguintes variáveis:

- Séries;
- Repetições;
- Carga;
- Intervalo;
- Número de exercícios.

Destaca-se, no entanto, que nenhum método de treinamento é capaz de determinar a resposta muscular, mas a união das variáveis descritas anteriormente.

Deve-se respeitar *sempre* os princípios básicos do treinamento, em particular o princípio do heterocronismo de recuperação e o princípio da supercompensação, para melhorar a capacidade orgânica. É importante que se respeite o período de descanso e se considere que quanto maior a intensidade do treinamento, maior deverá ser também o tempo de recuperação, para que haja aumento das capacidades físicas. Também não deve ser esquecido o princípio da individualidade biológica, ou seja, não se pode esquecer que cada aluno terá uma resposta diferente e única.

As variações e combinações devem respeitar um quesito básico: cada método de treino não pode perder suas características. Mas quais são essas características?

4.2.1 Piramidal crescente + *drop set*

Essa combinação será tomada como um *manual de instruções* para se entender os outros exemplos que virão a seguir.

Se o método piramidal está sendo associado ao *drop set*, é importante que se entenda que, para cada série avançada, a carga aumentará e o número de repetições obrigatoriamente cairá (pirâmide crescente) e que, após a última série, a carga será reduzida, realizando mais uma única série até a exaustão (falha concêntrica ao final da última série – *drop set*).

Uma dica é fazer cinco a sete séries, iniciando com oito repetições, diminuindo-as a cada série até que na última se faça apenas duas repetições. A oitava série será o *drop set*, em que será diminuída a carga, em média, 20%, e a série somente será interrompida quando houver falha concêntrica momentânea.

4.2.2 Piramidal decrescente + repetição forçada

Para cada série realizada, a carga é reduzida e o número de repetições, obrigatoriamente, aumenta (pirâmide decrescente), porém a série só é interrompida quando estiver ocorrendo falha concêntrica momentânea, forçando, pelo menos, duas a três repetições (repetição forçada). Mas é preciso muita cautela. Sempre que se realizam treinos intensos como esse, necessita-se obrigatoriamente de um período *significativo de descanso*, período que pode chegar a mais de uma semana para realização de outro treino na mesma intensidade.

Uma dica é realizar uma pirâmide, no máximo, com cinco séries. A quantidade de repetições dependerá muito da carga inicial de treino, lembrando sempre que uma carga (peso) muito elevada não é interessante durante o período, uma vez que pode causar hipertrofia; *mais séries e períodos mais curtos de intervalo* (de quarenta segundos a um minuto de intervalo) são interessantes.

4.2.3 Excêntrico + superlento

Dar ênfase à fase excêntrica em todos os exercícios (excêntrico), além de realizar os movimentos lentamente (superlento). Pode parecer uma combinação fácil, mas, como já falado anteriormente, o fato de trabalhar muito a fase excêntrica, executando, ao mesmo tempo, a fase lenta, pode gerar estresse na fibra.

Uma dica é trabalhar até quatro séries de, no máximo, quinze segundos de execução em cada série.

4.2.4 *Blitz* + exaustão

Quer se beneficiar ao máximo dos exercícios? Imagine-se treinando apenas um grupo muscular nesse dia (*blitz*) e, em cada exercício, realizando a última série até a falha concêntrica momentânea (exaustão).

Uma dica é que, por ser uma combinação literalmente explosiva, não se deve fazer uma quantidade muito grande de exercícios. Essa combinação pode ser aplicada em um dia em que o atleta tenha um tempo muito curto e treinará apenas um grupo muscular. Deve-se orientá-lo a fazer de quatro a seis exercícios, realizando, para cada um, o limite de três séries.

Para concluir, é importante lembrar que vários são os métodos de treinamento e agora que já se viu que além de existir n métodos de treinamento, pode-se variar ainda mais, realizando essas combinações, além de outras que podem ser criadas. Deve-se, no entanto, sempre respeitar a individualidade, o objetivo do treinamento e o período de treinamento em que o aluno se encontra.

Parte 2

Riscos lesionais: uma questão multidisciplinar

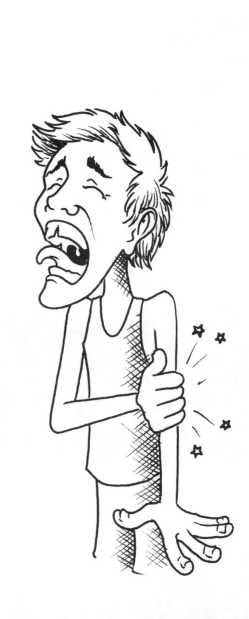

5

Abordagem interdisciplinar nas lesões desportivas

Elaine Cristina Leite Pereira | Márcia Cristina Leite Pereira

Neste capítulo serão descritas as principais lesões que acometem os praticantes de atividades físicas. A importância da atuação interdisciplinar e multiprofissional será ressaltada, especialmente entre o profissional de Educação Física e o fisioterapeuta na prevenção de disfunções relacionadas à prática esportiva e ao sucesso dos processos de reabilitação.

Um crescente número de pessoas tem reconhecido os benefícios do exercício para saúde, buscando um corpo mais saudável e melhor condicionamento físico por meio de diferentes tipos de atividades físicas. A primeira escolha tem sido os exercícios de resistência e força presentes na musculação, seguidos de atividades aeróbias como corrida, ciclismo e natação. Muitos optam por praticar ambos os tipos, expondo-se a maiores riscos de lesões desportivas (NSGA, 2011; Lavallee e Balam, 2010).

A sociedade vive inserida em uma *cultura do corpo*, a qual vem, ao longo da história, interferindo nos comportamentos e na imagem que as pessoas têm de si mesmas (Santos e Salles, 2009).

Atualmente, construir um corpo modelado passou a ser responsabilidade do indivíduo e está associado ao sucesso e à conquista de melhores posições sociais e profissionais (Marzano-Parisoli, 2004; Santos e Salles, 2009). Esta relação entre saúde e beleza fica explícita com o uso corriqueiro do termo *sarado* por muitos praticantes de musculação na busca do corpo modelado ou musculoso. Esse adjetivo deriva do verbo *sarar*, ou seja, recuperar a saúde (Santos e Salles, 2009).

Há vários estilos de treinamento na musculação, todos com o objetivo de melhorar o desempenho esportivo e a força muscular do praticante. Entretanto, a musculação também pode ser usada apenas para manutenção e promoção de saúde. A categoria mais ampla da musculação é o treino de força e resistência, cujos objetivos, de forma geral, são aumentar a massa muscular, desenvolver força, potência, resistência muscular local, coordenação e equilíbrio. Vale lembrar que todos esses fatores são importantes para a melhora da capacidade física.

Atualmente, o treinamento de força e resistência tem sido recomendado por algumas organizações internacionais da área médica, como o American College Sport and Medicine, a American Heart Association, a American Association for Cardiovascular and Pulmonary Rehabilitation e o Surgeon General (Haskell et al., 2007; Nelson et al., 2007; Downing e Balady, 2011). Estudos com treinamento de força demonstraram ser eficientes no tratamento de doenças cardiovasculares, na prevenção e na reabilitação de lesões ortopédicas, bem como na melhora da qualidade de vida dos praticantes (Feigenbaum e Pollock, 1999; Kraemer e Ratamess, 2004).

O fisiculturismo usa as mesmas técnicas, mas os objetivos são aumentar o tamanho, a simetria e a definição muscular. Nos diferentes tipos de levantamento de peso ou halterofilismo, o treinamento tem por objetivo promover o levantamento do máximo de peso uma única vez (Lavallee e Balam, 2010).

Todas as modalidades mencionadas envolvem força, coordenação motora, rotações e velocidade, podendo levar às lesões desportivas (LDS).

▌▌▌ 5.1 Conceito de lesão desportiva

Embora muitos estudos venham sendo desenvolvidos na área desportiva, não há consenso quanto à definição de LD, pois, em muitas situações clínicas, o diagnóstico anatomopatológico não é possível. As principais definições atuais levam em conta o tempo de afastamento da prática esportiva para qualificar uma LD.

Segundo Ekstrand e Guillquist (1983), existem três categorias de lesões desportivas conforme o tempo de afastamento das atividades esportivas (Quadro 5.1).

Quadro 5.1 – Classificação das lesões desportivas

Classificação	Gravidade da lesão
Leve	Práticas esportivas suspensas por apenas uma semana.
Moderada	Práticas esportivas suspensas por mais de uma semana e menos de um mês.
Grave	Práticas esportivas suspensas por mais de um mês.

De acordo com a National Collegiate Athletic Association (NCAA), para ser considerada LD, a lesão deve ter ocorrido durante a prática esportiva, deve requerer atenção de profissionais da saúde e restringir a prática por um ou mais dias após o evento que a causou (Brukner e Khan, 2006; Pfeiffer e Mangus, 2012).

▌▌▌ 5.2 Epidemiologia das lesões desportivas

As LDS podem ser classificadas em dois grandes grupos: agudas e crônicas. As lesões agudas são caracterizadas por início rápido, logo após um evento traumático, seguida por um conjunto de sinais e sintomas, como dor, edema e perda de função (Lavallee e Balam, 2010; Pfeiffer e Mangus, 2012). No entanto, essa definição não informa algo sobre a gravidade da lesão ou o tipo de tecido envolvido.

As lesões agudas podem ocorrer nos ossos, cartilagens, tendões, ligamentos, cápsulas articulares, músculos, bolsas sinoviais, nervos ou pele. De acordo com o tipo de lesão e com a estrutura afetada, elas podem ser classificadas em fraturas ósseas, luxações (perda de contato entre superfícies articulares), entorses, estiramentos, rompimentos ou esmagamentos de tecidos moles (Peterson e Renström, 2002; Brukner e Khan, 2006).

Cerca de 60% a 75% das LDS são agudas. Em academias, quedas de pesos correspondem a 65% das causas de lesões. Mais de 90% das lesões ocorrem com uso de pesos livres. Normalmente, a prática de exercícios em máquinas é mais segura que com pesos livres. Entretanto, essa sensação de segurança normalmente leva as pessoas a excederem sua capacidade física, sobrecarregando as articulações (Kerr, Collins e Comstock, 2010). A orientação do profissional da Educação Física é fundamental para prevenção de lesões durante o uso de pesos livres e nos exercícios em equipamentos.

Ainda é possível subcategorizar as LDS agudas em urgentes e não urgentes. Dentre as lesões urgentes encontramos as hérnias discais agudas, luxações, fraturas, infarto do miocárdio e pnemotórax espontâneo, as quais, normalmente, requerem cuidados especializados e transferência para um centro médico. Essas lesões resultam em afastamentos da prática esportiva por longos períodos de tempo. Já as lesões não urgentes são as mais comuns e normalmente não impedem a continuidade da atividade ou requerem apenas uma breve pausa de recuperação (aproximadamente cinco dias) (Lavallee e Balam, 2010). Os estiramentos musculares e as entorses ligamentares correspondem de 46% a 60% dessas lesões em treinamentos de força (Kerr, Collins e Comstock, 2010).

As lesões crônicas são caraterizadas por início lento e insidioso, levando ao desenvolvimento de lesão estrutural gradual (Pfeiffer e Mangus, 2012). As lesões crônicas habitualmente são resultados de esforços repetitivos sobre um tecido, sem tempo suficiente para a sua recuperação. As LDS crônicas ocorrem por uso excessivo (*overuse*), correspondendo a, aproximadamente, 30% das lesões associadas a treinamento de força (Raske e Norlin, 2002).

Pesquisas indicam diferenças na epidemiologia das LDS entre as diferentes modalidades de treinamento de força e resistência. Os indivíduos que treinam agachamento, supino e o levantamento terra lesam mais ombros, cotovelos e joelhos, apresentando também altos índices de dores lombares (Raske e Norlin, 2002).

As tendinopatias são as LDS crônicas mais comuns na musculação. Elas correspondem de 12% a 25% de todas as lesões agudas ou crônicas relacionadas ao treinamento de força. O joelho e o ombro são locais comumente lesados na musculação, por isso será dada especial atenção a essas estruturas mais adiante, neste capítulo. A artrose de grandes articulações é outra lesão crônica comum, relacionada ao estresse e ao esforço articular ao se realizar durante anos o mesmo movimento (Lavallee e Balam, 2010).

Muitas lesões crônicas incluem fraturas por estresse em estruturas que recebem carga repetitiva. Elas são comuns em esportes que promovem impactos sempre nos mesmos locais, como calcanhares e pés de corredores e jogadores de futebol (Lavallee e Balam, 2010).

5.2.1 Ombro

O ombro é a articulação mais móvel do corpo humano, responsável pela promoção de uma grande amplitude de movimento. A estabilização da região é feita apenas de forma dinâmica pelos músculos e ligamentos. Por isso, o tratamento das lesões de ombro é sempre um desafio para a equipe de profissionais que cuidam da reabilitação. As LDS do ombro em atletas são, geralmente, resultado de trauma direto ou de sobrecarga repetitiva. A equipe que trabalha com esse atleta deve estar atenta às demandas do esporte praticado para prevenir e tratar as LDS dessa região (Hulstyn e Fadale, 1997). O trabalho conjunto do fisioterapeuta e do educador físico é fundamental para a recuperação rápida destas LDS.

As LDS agudas mais frequentes são macrotraumatismos durante esportes de colisão e incluem luxações glenoumerais, entorses acromioclaviculares e rupturas do manguito rotador.

Um segundo grupo de LDS do ombro é composto por microtraumatismos repetitivos causados por uso excessivo crônico, resultando em sobrecarga e falha gradual dos tecidos. Estes transtornos são mais frequentes em altletas que movimentam o membro superior acima da cabeça, como jogadores de tênis, voleibol ou nadadores. As principais LDS são tendinopatia do manguito rotador e instabilidade glenoumeral atraumática (Altcheck e Dines, 1995).

Inicialmente, o tratamento para lesões no ombro tem por objetivo aliviar a dor e reduzir o processo inflamatório. Movimentos com amplitudes acima de 90 graus de flexão e abdução são reduzidos se há dor ao realizá-los. O treinamento para manter o condicionamento cardiovascular deve ser iniciado imediatamente em atletas cujos sintomas não permitem a atividade normal do ombro. Com a capacidade de realizar movimento sem dor recuperada, haverá progressão para um programa de reabilitação com exercícios de resistência e alongamento.

A primeira fase da reabilitação do ombro é o restabelecimento da amplitude de movimento normal passiva e ativa. A próxima etapa é trabalhar com exercícios resistidos para o manguito rotador e para os músculos estabilizadores do ombro, usando contrações concêntricas e excêntricas (Burkhead e Rockwood, 1992). O fisioterapeuta utilizará pesos leves nessa fase, aumentando gradualmente para evitar progressões rápidas e uso excessivo do ombro (Braun, Kokmeyer e Millett, 2009).

Os músculos do tronco e dos membros inferiores também desempenham papel importante na estabilidade dos movimentos do ombro e devem ser trabalhados paralelamente ao processo de reabilitação pela equipe de treinamento (Hulstyn e Fadale, 1997). A reabilitação deve usar padrões de movimentos e posições do esporte específico, juntamente com o programa de treinamento esportivo nos intervalos, permitindo um retorno gradual aos treinos (Wilk, Macrina e Reinold, 2006). O trabalho da equipe visa minimizar o risco de nova lesão e garantir que o atleta possa produzir e distribuir as forças no complexo articular do ombro com segurança.

5.2.2 Coluna

As dores lombares atingem níveis epidêmicos na população mundial. Estimativas mostram que cerca de 70% a 85% de toda a população mundial sentirá dor lombar em alguma época de sua vida (Chou et al., 2011).

Entre os praticantes de musculação é comum a artropatia degenerativa articular (artrose) entre as vértebras por carga repetida e excessiva, especialmente sobre a região da coluna vertebral lombar (Lavallee e Balam, 2010).

Pesquisa realizada no Rio Grande do Sul demonstrou que 73% dos praticantes de musculação, com idades entre 14 anos e 73 anos, apresentavam algum tipo de alteração na coluna (Baroni et al., 2010). A hiperlordose lombar estava presente em 61% das mulheres, a hipercifose torácica em 54% dos homens e 48% dos indivíduos apresentou atitude escoliótica. O posicionamento incorreto de uma articulação aumenta a sobrecarga articular, promovendo estímulos dolorosos, e aumenta também os riscos do surgimento de artrose e hérnias discais (Kendall et al., 1995). Destaca-se mais uma vez ao treinador a importância do encaminhamento para tratamento fisioterapêutico, tão logo seja identificada a alteração na coluna, mesmo na ausência de sintomatologia dolorosa.

O tratamento das dores lombares inclui várias intervenções, como recursos analgésicos, anti-inflamatórios, hidroterapia, manipulações, mobilizações, exercícios resistidos, alongamento, acupuntura e orientações posturais durante e após o tratamento (Fiore et al., 2011). Muitos estudos têm demonstrado que programas de exercícios de resistência e força, especialmente da musculatura estabilizadora da coluna vertebral (*core muscle*, em inglês), reduzem as dores lombares (Barr, Griggs e Cadby, 2005; Kristensen e Franklyn-Miller, 2011).

Com a crescente procura por academias de musculação por pessoas de ambos os sexos, de idades variadas e com objetivos diversos, fica evidente a necessidade da prática orientada por uma equipe multidisciplinar para potencializar os resultados e prevenir as LDS na coluna vertebral.

5.2.3 Joelho

O tendão patelar é a estrutura mais acometida por LD na musculação em razão das frequentes flexões de joelho com excesso de carga, sobretudo nos exercícios de agachamento (Lavallee e Balam, 2010). O tratamento da tendinopatia patelar inclui exercícios de fortalecimento muscular, redução da carga de treinamento, correção dos erros biomecânicos na execução dos movimentos, além de terapia anti-inflamatória e analgésica para os tecidos moles (Brukner e Khan, 2006).

A osteoartrose do joelho, condição degenerativa comum em idosos, também pode ser potencializada em indivíduos mais jovens por sobrecarga na articulação (Lavallee e Balam, 2010). Outros fatores de risco relacionados às LDS e dor no joelho incluem obesidade e fraqueza do quadríceps. Assim, exercícios de fortalecimento para o músculo quadríceps têm se mostrado uma forma efetiva de prevenção da artrose no joelho (Kristensen e Franklyn--Miller, 2011).

▮▮▮ 5.3 Prática de atividade física e populações especiais

5.3.1 Crianças e adolescentes

A prática da atividade física deve fazer parte do estilo de vida de crianças e adolescentes, pois seus benefícios físicos, psíquicos e sociais são bem conhecidos (Malina e Bouchard, 2002). O maior número de crianças e adolescentes em fase de crescimento praticando atividades esportivas gera preocupação, pois expõe o jovem ao risco de lesões (Arena e Carazzato, 2007), o que indica a necessidade de profissionais habilitados a reconhecer e prevenir possíveis riscos, potencializando os efeitos benéficos da atividade nesse grupo.

Em comparação com os meninos, as meninas apresentam maior risco de lesão, particularmente no ligamento cruzado anterior do joelho. Entretanto, há alta incidência de entorses e lesões musculares em ambos os sexos (Powell e Barber-Foss, 2000). No Brasil, estudos mostram que os tipos mais comuns de LDS em jovens são a entorse de tornozelo, a lombalgia e a entorse de joelho (Carazzato et al., 1998). Há evidências de que lesões no joelho e no tornozelo podem resultar em aumento do risco de osteoartrose na vida adulta (Buckwalter e Lane, 1997).

A prática de esportes no estirão de crescimento pode levar a um risco aumentado de LD, sobretudo em razão da fragilidade da epífise de crescimento e do crescimento da junção musculotendínea. Durante o crescimento ósseo, pode haver atraso na mineralização, tornando o osso temporariamente mais poroso e mais propenso a fraturas (Caine, Difiori e Maffulli, 2006).

Lesões podem levar à fibrose e a aderências, limitando a amplitude de movimento e a função, predispondo a novas lesões no mesmo local. O movimento limitado leva ao encurtamento e atrofia musculares, além de trazer sobrecarga e movimentos compensatórios em articulações adjacentes, aumentando o risco de uma nova lesão (Caine, Maffulli e Caine, 2008).

A incidência de determinadas lesões esportivas em jovens pode variar em decorrência de uma série de fatores, como o tipo de esporte praticado, o tempo da prática esportiva, bem como o nível e a intensidade da prática. Embora a ocorrência de lesões típicas do esporte seja comum em todo programa de treinamento esportivo, a combinação de diferentes fatores, associada à falta de estrutura profissional, pode favorecer os riscos para a saúde dos jovens praticantes de atividade física (Arena e Mancini, 2003).

5.3.2 Idoso

Segundo a Organização Mundial da Saúde, a expectativa de vida da população mundial, que hoje é de 66 anos, passará a ser de 73 anos em 2025, sendo que, em 2050, 32% da população no planeta será composta por idosos (WHO/OMS, 2011).

A deficiência muscular é uma das maiores causas da incapacidade funcional, limitando atividades de vida diária e manutenção da postura no idoso (Simas et al., 2008). Com o avanço da idade, os idosos perdem massa muscular (sarcopenia). Estima-se que, a partir dos 40 anos, ocorra perda de cerca de 5% de massa muscular a cada década, com declínio mais rápido após os 65 anos, particularmente nos membros inferiores, aumentando o risco de quedas. É comprovado que idosos podem se beneficiar dos exercícios resistidos, pois há necessidade de compensar a sarcopenia (Silva et al., 2006).

Um conhecido fator responsável por fraturas e, consequentemente, por quedas em idosos é a osteoporose, que diminui a densidade do material ósseo (Szejnfeld, 2000). A densidade do tecido ósseo se desenvolve também por resistir a forças que agem sobre ele. Assim, a aplicação repetida de tensão física sobre um osso faz que ele se fortaleça (Sinaki, 1989).

Estudo realizado na cidade do Rio de Janeiro mostrou que 71% dos idosos praticantes de musculação eram do sexo feminino e 60% tinha como objetivo principal a saúde. A maioria (80%) praticava outra atividade física, sendo a hidroginástica a mais procurada depois da musculação (Simas et al., 2008).

A hidroginástica se consagrou com a adesão da população idosa e de pessoas que necessitavam praticar atividades físicas sem impacto para reabilitação de lesões. Dentro da água, em razão da força de empuxo, as articulações ficam livres de sobrecargas e impactos (Lopez e Silva, 2002).

Foi demonstrado em pesquisa que oito meses de aulas de hidroginástica orientada não foram suficientes para promover alterações na densidade mineral óssea (DMO) dos praticantes (Ramos e Mansolo, 2007). Dessa forma, faz-se necessária outra atividade que provoque deformação e impacto no sistema esquelético para estimular a captação de cálcio e a remodelação da DMO, prevenindo a osteoporose em idosos. Evidências apontam que a prática de exercícios de resistência é a intervenção mais efetiva para aumentar massa e força musculares, bem como a DMO em idosos (Silva et al., 2006).

Idosos apresentam dificuldades na utilização de alguns aparelhos no ambiente de treinamento de força, com alto índice de lesões em equipamentos (Simas et al., 2008; Kerr, Collins e Comstock, 2010). Tais dados demonstram a exigência da atenção redobrada na preservação da integridade física desse grupo, tendo em vista as dificuldades percebidas e a iminência de acidentes. Outros aspectos como artrose, dores e movimentos desconhecidos podem contribuir para o aumento da dificuldade de adaptação, elevando o nível de insegurança e risco de lesões. Dessa forma, ressalta-se que todas as atividades que têm como objetivo a saúde e a qualidade de vida devem ser realizadas com segurança.

É importante destacar que alguns idosos podem ter ingestão alimentar reduzida e necessidades proteicas aumentadas, tornando difícil a obtenção dos benefícios do treinamento se a nutrição não for adequada. A prevenção de perda de peso é fundamental para evitar a perda concomitante de massa muscular. A fim de assegurar a ingestão calórica adequada, os problemas nutricionais, como perda de apetite e perda de peso, devem ser reconhecidos precocemente nessa população. Causas subjacentes devem ser identificadas e, posteriormente, corrigidas. Aqueles que apresentam obesidade severa e que precisam perder peso devem ser aconselhados a manter a ingestão de proteínas concomitante ao exercício para preservar a massa muscular. Quantidades adequadas de proteínas de alta qualidade são importantes para a estimulação da síntese proteica muscular. Estudos têm demonstrado efeitos positivos com a administração de aminoácidos de cadeia ramificada em idosos (Visvanathan e Chapman, 2010; Volkert, 2011).

A vitamina D tem grande importância para a função muscular e desempenho físico. A deficiência grave dessa vitamina é frequentemente acompanhada por dor, fraqueza e deficiências da marcha. A recente descoberta de que o receptor de vitamina D é expresso no músculo e que sua ativação pode promover a síntese de proteínas, possibilitou associações entre vitamina D e a massa muscular. Baixas concentrações séricas de vitamina D foram relacionadas à redução de massa e de força musculares, piora no desempenho físico e fragilidade. O declínio no desempenho físico vem sendo associado à deficiência de vitamina D, bem como maior risco de desenvolvimento de sarcopenia. Além disso, a deficiência de vitamina D emergiu como preditor independente de quedas (Visvanathan e Chapman, 2010; Volkert, 2011).

Antioxidantes e o ácido graxo n-3 parecem também auxiliar na prevenção da sarcopenia. O estresse oxidativo e a inflamação crônica são fatores que vêm sendo associados ao processo de envelhecimento, atrofia muscular e declínio funcional. Durante o estresse oxidativo, espécies reativas de oxigênio (ROS) causam dano molecular no músculo estriado esquelético. ROS também são capazes de modular fatores de transcrição, como o fator nuclear kappa B (NF-kB) e, assim, aumentar a produção de citocinas pró-inflamatórias. Dessa forma, há ativação de vias proteolíticas, que promovem o aumento da degradação de proteínas e apoptose de células musculares. Outros marcadores inflamatórios, como interleucina 6 e proteína C reativa, foram relacionados à redução de força muscular e declínio funcional. Diferentes autores têm relacionado a baixa ingestão de carotenoides, vitamina E e C com a diminuição de força, desempenho e fragilidade. O mesmo foi observado em idosos com baixas concentrações séricas de carotenoides, vitamina E e selênio, havendo redução da força muscular, desempenho físico e fragilidade. A ingestão de ácidos graxos n-3, conhecidos por suas propriedades anti-inflamatórias, foi relacionada positivamente com a força dos membros inferiores, capacidade de levantar da cadeira e a força de preensão manual (Visvanathan e Chapman, 2010; Volkert, 2011).

▮▮▮ 5.4 Prevenção e recuperação das lesões desportivas

5.4.1 Fatores de risco

Fatores de risco, em qualquer esporte, podem aumentar a possibilidade de lesão. Os profissionais da equipe de treinamento e reabilitação devem estar atentos a todos eles. Esses fatores podem ser classificados como intrínsecos ou extrínsecos (Meeuwisse et al., 2007).

Fatores intrínsecos são características biológicas individuais e psicossociais que predispõem um atleta a lesões, como uma lesão anterior ou o estresse do cotidiano.

Fatores de risco extrínsecos são fatores com impacto sobre o atleta enquanto ele está praticando o esporte, como métodos de treinamento ou equipamentos. Se o atleta apresenta riscos intrínsecos, a manifestação de lesões por causas extrínsecas pode ser maior (Klügl et al., 2010). Outros fatores predisponentes são descritos no Quadro 5.2.

Quadro 5.2 – Fatores de risco para lesões desportivas

Fatores extrínsecos	Fatores intrínsecos
Erros de planejamento do treinamento	*Alterações musculoesqueléticas*
Volume e intensidade excessivos	Pé plano ou cavo
Aumento rápido	Calcâneo varo ou valgo
Mudança repentina	Tíbia vara
Fadiga excessiva	Joelho valgo ou varo
Periodicidade e recuperação inadequadas	Patela alta
Erros de execução técnica	Anteversão femoral
Superfícies	Torção tibial
Rígida	*Discrepância de comprimento de MMII*
Macia	*Fraqueza muscular*
Irregular	*Falta de flexibilidade*
Calçados e vestuário	*Sexo*
Inadequado	*Idade*
Desgastado	*Composição corporal*
Equipamento	*Fatores genéticos*
Inapropriado	*Fatores endócrinos*
Condições climáticas	*Alterações metabólicas*
Muito quente, frio ou úmido	*Nível de aptidão física*
Fatores psicológicos	*Lesões prévias*
Nutrição inadequada	

Tanto os fatores extrínsecos quanto os intrínsecos são passíveis de ações preventivas pela equipe que acompanha o atleta (McBain et al., 2011). Essas ações podem ser simples, como um aquecimento, o uso de roupas e calçados apropriados, hábitos alimentares saudáveis e hidratação. Mas, para que a intervenção seja feita, os fatores precisam ser identificados.

Os fatores de risco também podem ser divididos em fatores modificáveis e não modificáveis. Fatores de risco modificáveis referem-se àqueles que podem ser alterados, prevenindo uma LD (força, flexibilidade e equilíbrio). Fatores de risco não modificáveis (sexo ou idade) podem afetar a relação entre os fatores modificáveis (Bahr e Holme, 2003).

Para entender as causas das LDS, todos os mecanismos devem ser identificados. As LDS são resultado de uma interação complexa de múltiplos fatores de risco e eventos (Meeuwisse et al., 2007). Descreve-se na Figura 5.1 a interação desses fatores para produção da LD. A percepção de alguma alteração ocorrida no corpo durante a prática da atividade física e a identificação da causa pelo fisioterapeuta e educador físico evitam problemas, como a suspensão da atividade física ou LDS graves (Horta e Custódio, 1995).

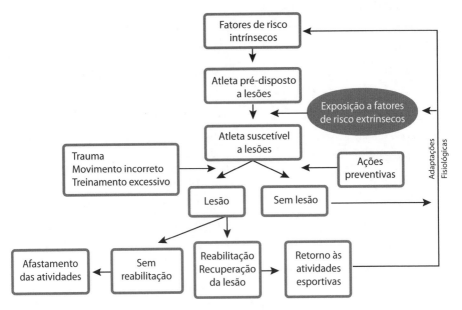

Figura 5.1 – Interação de múltiplos fatores de risco associados às lesões desportivas.
Fonte: adaptado de Meeuwisse et al. (2007).

5.4.2 Recuperação das LDS

É conveniente dividir o processo de reabilitação em quatro estágios para se pontuar as ações interdisciplinares da equipe. A primeira fase inicia no momento da lesão e finaliza quando os movimentos puderem ser realizados quase sem dor. A próxima etapa, chamada intermediária ou estágio pré-participação, corresponde à retomada das atividades normais da vida diária e início de alguma atividade esportiva. Nessa etapa será feita a manutenção do condicionamento físico, evitando sobrecarga na área lesada, paralelamente ao processo de reabilitação. Na terceira etapa ou fase avançada, deve-se começar atividades funcionais relaciondas ao esporte. Nessa etapa, o atleta geralmente trabalha entre 70% a 90% da carga de treinamento normal até recuperar totalmente o condicionamento muscular, a flexibilidade e a função para o retorno à prática esportiva normal. Um componente importante, nessa fase do programa de reabilitação, é promover movimentos sem disfunções e restaurar a confiança do atleta.

Já na quarta e última etapa, há o retorno às atividades esportivas, envolvendo plena participação em treinamentos e competições. O atleta é gradualmente preparado para voltar ao esporte, progredindo por meio de uma sequência de atividades funcionais. Para chegar ao estágio avançado de reabilitação, o paciente-atleta deve ter boa força e resistência, com total flexibilidade e amplitude de movimento, apresentando pouca ou nenhuma dor e/ou edema durante as atividades (Brukner e Khan, 2006).

Uma atenção especial deve ser dedicada à biomecânica dos movimentos esportivos nessa fase. Se os movimentos estão sendo realizados de forma incorreta podem ser a possível causa da LD original. Assim, o treinador e o fisioterapeuta devem garantir que o atleta reaprenda a técnica correta. O atleta pode ainda desenvolver uma nova falha na técnica após a LD, resultando em padrões alterados de movimento como mecanismo de proteção.

É fundamental que o atleta não pare a reabilitação após o retorno à atividade normal, pois a maturação do colágeno e a remodelação muscular podem continuar, ainda, por até doze meses após a lesão (Guillodo, Le Goff e Saraux, 2011). O atleta profissional só é considerado reabilitado quando finaliza uma temporada esportiva completa, após a lesão que iniciou o trabalho de recuperação, sem sintomas.

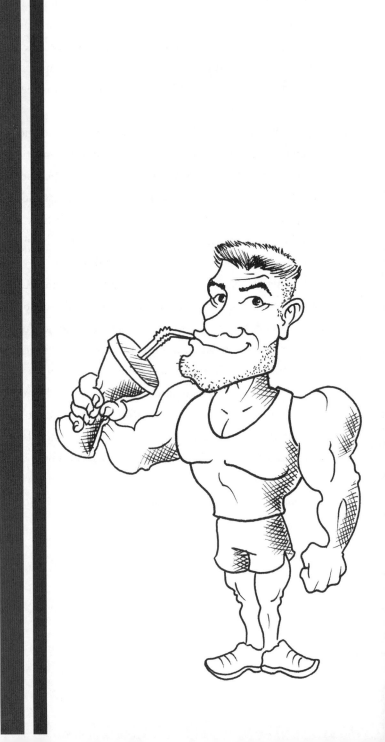

6

Nutrição e suplementação esportiva

João Felipe Mota | Elaine Cristina Leite Pereira | Christianne de Faria Coelho Ravagnani

A nutrição é a soma dos processos envolvidos na ingestão, assimilação e conversão dos alimentos em nutrientes que podem ser utilizados para manter a função orgânica. Os nutrientes possuem a habilidade de modular funções fisiológicas do organismo por meio de mecanismos moleculares. Eles podem ser utilizados com finalidade energética (carboidratos, lipídios e proteínas), para construção e reparo de tecidos (proteínas, lipídios, vitaminas e minerais) e para regular a fisiologia corpórea (vitaminas, minerais, carboidratos, lipídios e proteínas) (McMurray e Anderson, 2002).

As recomendações de ingestão dietética propostas para a população em geral foram desenvolvidas sem levar o atleta em consideração. Logo, quando se trabalha com atletas ou praticantes de exercício que almejam desempenho, as recomendações nutricionais devem tomar como base diretrizes específicas.

O manejo do plano alimentar de atletas promove mudanças favoráveis na composição corporal, influenciando positivamente o desempenho esportivo. A alimentação saudável e adequada à quantidade de trabalho deve ser entendida e compreendida como o ponto de partida para obter o desempenho máximo. As manipulações nutricionais caracterizam uma estratégia complementar (SBME, 2009).

A prescrição adequada do plano alimentar para esses indivíduos depende do pleno conhecimento de seus hábitos alimentares. Para isso, inquéritos alimentares podem ser aplicados com a finalidade de detectar inadequações, estabelecer vínculo entre cliente e profissional, favorecendo a adesão ao plano alimentar (Fisberg et al., 2005). O respeito às preferências alimentares e o conhecimento prático de preparação dos alimentos facilitam a criação de pratos gastronômicos saudáveis, sem que o cardápio se transforme em rotina.

Para o cálculo das necessidades nutricionais deve ser considerado o metabolismo basal, a demanda energética de treino, as necessidades de modificação da composição corporal e os fatores clínicos presentes, a modalidade esportiva praticada, a fase de treinamento, o calendário de competições e os objetivos da equipe técnica em relação ao desempenho. As necessidades energéticas são calculadas por meio da soma da necessidade energética basal (protocolo de livre escolha), gasto energético médio em treino e consumo extra ou reduzido para controle de composição corporal (SBME, 2009). Os métodos de estimativa das necessidades energéticas de atletas e pessoas ativas propostos pela Ingestão Dietética de Referência (Institute of Medicine, 1994) e as Diretrizes Dietéticas (United States Department, 1994) levam em consideração o sexo e o nível de atividade do indivíduo. Além disso, tomam como base a técnica da água duplamente marcada, que também pode ser utilizada para estimar as necessidades de energia dos atletas, porém com um custo menos acessível (Quadro 6.1).

Quadro 6.1 – Recomendações da IDR para estimar as necessidades energéticas para adultos

Homens:
662 - 9,53* (idade, anos) + FA*[15,91 (peso, kg) + 539,6* (altura, metros)]
Mulheres:
354 – 6,91* (idade, anos) + FA*[9,36 (peso, kg) + 726* (altura, metros)]
Fator atividade (FA) é definido abaixo:
1,0-1,39: Sedentário, atividade física diária (tarefas domésticas, andar para pegar ônibus).
1,4-1,59: Baixa atividade, atividade física diária + 30 a 60 minutos de atividade física moderada diária (ex.: caminhada a 5-7 km/h).
1,6-1,89: Ativo, atividade física diária + 60 minutos de atividade física moderada diária.
1,9-2,5: Muito ativo, atividade física diária + 60 minutos de atividade física moderada + 60 minutos de atividade física intensa ou 120 minutos de atividade física moderada.

Fonte: adaptado de American College of Sports Medicine, American Dietetic Association e Dietitians of Canada, 2009.

A ingestão energética adequada favorecerá a manutenção do peso adequado, além de maximizar os efeitos do treinamento e a manutenção da saúde. Já o balanço calórico negativo pode ocasionar perda de massa muscular e óssea, disfunções hormonais, maior incidência de lesões e de doenças infecciosas, comprometendo o treinamento e o desempenho esportivo (SBME, 2009). Para programas de perda de peso (0,5 kg a 1 kg por semana), a redução de 10% a 20% na ingestão calórica total promove alteração na composição corporal, com redução de gordura corporal, não induzindo fome e fadiga, como ocorre com dietas de muito baixo valor calórico (SBME, 2009; ACSM, ADA e DC, 2009).

O carboidrato é uma das principais fontes de energia utilizada durante os exercícios. O tempo de digestão desse nutriente até seu estoque como glicogênio no músculo e fígado é de aproximadamente quatro horas. Dessa maneira, a refeição pré-exercício deve ser de quatro a seis horas antes do exercício. A ingestão de lanche contendo carboidrato (30 gramas) e proteína (5 a 10 gramas, aminoácidos essenciais), 30 a 60 minutos antes do exercício, aumenta a disponibilidade de carboidratos e aminoácidos durante o exercício e diminui o catabolismo proteico (Kreider et al., 2010). Estudos têm observado que a administração dessa fórmula promove ganhos significativos sobre a massa muscular em praticantes de exercício de força (Tipton et al., 1999; Hartman et al., 2001; Borsheim et al., 2002; Kobayashi et al., 2003).

Na atividade aeróbia e de longa duração, os níveis de glicogênio muscular reduzem acentuadamente, sendo necessária sua reposição para um melhor desempenho. A gordura também contribui energeticamente para todo o tempo em que durar o exercício, tendendo a se tornar mais expressiva quando a atividade se prolonga e mantém-se em intensidade aeróbia. Em contrapartida, quanto maior a intensidade do exercício, maior a participação dos carboidratos como fornecedores de energia. Logo, exercícios anaeróbios têm o carboidrato como principal substrato energético (SBME, 2009; ACSM, ADA e DC, 2009).

A proteína é de extrema importância para construção e reparo dos tecidos. O metabolismo da proteína durante e após o exercício é influenciado pelo sexo, idade, intensidade, duração e o tipo de exercício, além da ingestão energética e disponibilidade de carboidrato (ACSM, ADA e DC, 2009). Durante o exercício de resistência aeróbio intenso, ocorre aumento significativo da proteólise para a manutenção da glicemia, especialmente por meio da gliconeogênese hepática. Portanto, o maior consumo de proteínas por esses indivíduos é recomendado (ACSM, ADA e DC, 2009).

Atletas que praticam exercício de força também devem consumir dieta hiperproteica. O adicional, sobretudo em aminoácidos essenciais, é necessário em conjunto com adequado suporte energético para promover o crescimento muscular. Todavia, o consumo acima da recomendação pode provocar menor eficiência do nutriente, acúmulo de gordura corporal, perda de tecido ósseo e das funções renal e hepática. Os atletas devem ser conscientizados de que o consumo proteico além dos níveis recomendados não promove aumento adicional da massa magra (SBME, 2009; ACSM, ADA e DC, 2009).

Os lipídios são essenciais em qualquer dieta. Eles fornecem energia, elementos para membrana celular e vitaminas A, D e E. A recomendação para atletas é a mesma destinada à população em geral, variando de 20% a 35% do total de calorias consumidas (ACSM, ADA e DC, 2009).

As recomendações energéticas variam de acordo com a modalidade de exercício, intensidade e objetivo. Com base nas recomendações internacionais (Kreider et al., 2010; ACSM, ADA e DC, 2009) e nacionais (SBME, 2009) propostas, realizou-se uma compilação dessas recomendações (Tabelas 6.1 e 6.2).

Tabela 6.1 – Recomendações energéticas para hipertrofia muscular

	Praticantes*	Atletas
Calorias Totais**	30 a 40 kcal/ kg/ dia	40 a 70 kcal/ kg/ dia
Carboidrato	5 a 8 g/ kg/ dia	5 a 8 g/ kg/ dia Elite: 10 g/ kg/ dia
Proteína	1,2 a 1,5 g/ kg/ dia	1,5 a 2,0 g/ kg/ dia
Lipídio***	1 g/ kg/ dia (15% a 30% VCT)	1 g/ kg/ dia (15% a 30% VCT)
Kcal/g de proteína	> 30 kcal/g de proteína	> 30 kcal/g de proteína

* Praticantes de exercício físico de força. ** Para o cálculo da necessidade energética, pode-se utilizar as recomendações da Ingestão Dietética de Referência (Institute of Medicine, 1994). *** 30% do valor calórico total (VCT), sendo 10% saturados, 10% poli-insaturados e 10% monoinsaturados. Recomendação de ácidos graxos essenciais (ácidos graxos linolênico e linoleico) 8 g a 10 g por dia.

Tabela 6.2 – Recomendações energéticas para resistência aeróbia

	Praticantes*	Atletas
Calorias Totais**	30 a 50 kcal/ kg/ dia	40 a 70 kcal/ kg/ dia
Carboidrato durante a atividade pós-competição[†]	5 a 8 g/ kg/ dia 7 a 8 g/ kg/ hora 0,7 a 1,5 g/ kg	8 a 10 g/ kg/ dia 7 a 8 g/ kg/ hora 0,7 a 1,5 g/ kg
Proteína	1,2 a 1,5 g/ kg/ dia	1,2 a 1,5 g/ kg/ dia
Lipídio***	1 a 2 g/ kg/ dia (20% a 30% VCT)	1 a 2 g/ kg/ dia (20% a 30% VCT)
Líquidos****	Glico-hidroeletrolítico	Glico-hidroeletrolítico

* Praticantes de exercício físico de força. ** Para o cálculo da necessidade energética, pode-se utilizar as recomendações da Ingestão Dietética de Referência (Institute of Medicine, 1994). *** 30% do valor calórico total (VCT), sendo 10% saturados, 10% poli-insaturados e 10% monoinsaturados. Recomendação de ácidos graxos essenciais (ácidos graxos linolênico e linoleico) 8 g a 10 g/ dia. **** Para exercícios praticados por mais de uma hora de duração. [†] Consumir em até quatro horas após a competição.

A recomendação de vitaminas e minerais para praticantes de exercícios físicos e atletas deve ser ajustada à ingestão calórica. Com base nas recomendações nutricionais destinadas à população em geral (Institute of Medicine, 1994) e calculadas, proporcionalmente, a cada mil quilocalorias ingeridas, a necessidade de micronutrientes é proporcional ao aumento calórico da dieta (SBME, 2009).

A hidratação durante o exercício aeróbio é essencial nas sessões de treinamento prolongado ou nos eventos competitivos. O exercício físico de longa duração pode causar desidratação (perda de aproximadamente 2% da massa corporal em conteúdo hídrico) e alterar a homeostase de fluídos e eletrólitos do organismo. A ingestão adequada de bebidas esportivas ajuda na hidratação e termorregulação, além de aumentar o desempenho durante o exercício (ACSM, 2007; SBME, 2009).

Vários métodos podem ser utilizados para avaliar o estado de hidratação. A medida do peso corporal é a forma mais simples, prática e eficaz para avaliar o equilíbrio de fluidos corporais. Para indivíduos bem-hidratados e em balanço energético, o peso corporal medido pela manhã, após urinar, é considerado o basal e deve-se manter estável ou flutuar no máximo 1% durante o dia. Vale ressaltar que o peso corporal das mulheres varia em razão do ciclo menstrual

(ACSM, 2007). As alterações agudas no peso corporal após o exercício podem ser usadas para calcular as taxas de sudorese e diagnosticar a desidratação. A perda de um grama de massa corporal representa a perda de um mililitro de suor. Medidas do peso corporal em diversas condições climáticas, altitude e distância percorrida são importantes para traçar estratégias de reposição hídrica durante a competição (ACSM, 2007).

A composição das bebidas esportivas pode influenciar no desempenho de atletas de longa duração e prevenir a desidratação. A bebida deve conter de 20 a 30 meq/L de cloreto de sódio, 2 a 3 meq/L de potássio, 5% a 10% de carboidrato e ser isenta de gás. Além disso, a coloração e o sabor da bebida devem ser agradáveis para estimular a ingestão (Institute of Medicine, 1994).

A estratégia de hidratação pode ser dividida em três fases: pré, durante e pós-competição. Na fase de pré-competição, os atletas devem consumir uma dieta adequada e balanceada 24 horas antes da competição e ingerir líquidos de 30 ml a 40 ml para cada quilograma de massa corporal. Duas horas antes do início do exercício, deve-se ingerir 500 ml de líquidos para assegurar adequada hidratação e ter tempo suficiente para a excreção do excesso de líquidos. Em dias quentes, deve-se ingerir de 250 ml a 500 ml, entre 30 a 60 minutos antes da atividade. Durante a competição, o atleta deverá ingerir aproximadamente de 400 ml a 800 ml/hora, sendo 200 ml a 300 ml a cada 10 a 20 minutos. Caso seja conhecida a taxa de suor do indivíduo, por meio da técnica de pesagem, é importante prescrever o volume real adequado. Na fase pós-competição, ingerir 1,5 litro para cada quilograma de massa corporal perdido durante a atividade em até seis horas após o término do exercício. Não se deve ingerir bebidas que contenham álcool e cafeína por promoverem diurese. Além disso, é importante que o líquido contenha carboidrato, para restaurar os estoques do glicogênio muscular, e sódio, para auxiliar na retenção hídrica (ACSM, 2007; SBME, 2009). Algumas dicas práticas para encorajar a ingestão de líquidos antes e durante o exercício podem ser observadas no Quadro 6.2.

Quadro 6.2 – Dicas para encorajar a ingestão de líquidos antes e durante o exercício

1) Ter sempre o líquido disponível.
2) Conhecer os sinais da desidratação (fadiga, leve dor de cabeça, urina escura e tontura).
3) Beber de forma programada e não somente quando estiver com sede.
4) Hidratar-se previamente até a urina estar clara.
5) Planejar a hidratação durante a competição.
6) Praticar a ingestão de líquidos durante os treinos.
7) Conhecer sua taxa de suor por meio da pesagem pré e pós-exercício.
8) Repor líquidos e sódio após o exercício.

▮▮▮ 6.1 Suplementação esportiva

Nesta parte, serão abordados os suplementos mais consumidos no meio esportivo. Em 1994, o Congresso Americano incluiu os suplementos alimentares em uma categoria especial de alimentos na aprovação da legislação chamada de *Dietary Supplement Health and Education Act* (DSHEA). Os suplementos foram definidos como *produto ingerido via oral, que contém um ingrediente dietético com fim de suplementar a dieta*. Os ingredientes dietéticos, nos suplementos, podem incluir vitaminas, minerais, ervas ou outro composto botânico, aminoácidos e substâncias como enzimas, tecidos de órgão, glândulas e metabólitos. Suplementos alimentares também podem ser extratos ou concentrados de plantas e alimentos. São usualmente vendidos em vários formatos: tabletes, cápsulas, *softgels*, líquidos ou pós (Kreider et al., 2010).

No Brasil, a Agência Nacional de Vigilância Sanitária (ANVISA) é o órgão do governo ligado ao Ministério da Saúde responsável por regulamentar o setor alimentício, cosmético e de medicamentos e, consequentemente, os suplementos alimentares. Os suplementos vitamínicos e ou de minerais, denominados simplesmente de "suplementos", de acordo com a Portaria nº 32, de 13 de janeiro de 1998, da ANVISA,

> são alimentos que servem para complementar com estes nutrientes a dieta diária de uma pessoa saudável, em casos onde sua ingestão, a partir da alimentação, seja insuficiente ou quando a dieta requerer suplementação. Devem conter um mínimo de 25% e no máximo até 100% da Ingestão Diária Recomendada (IDR) de vitaminas e ou minerais, na porção diária indicada pelo fabricante, não podendo substituir os alimentos, nem serem considerados como dieta exclusiva. (ANVISA, 1998, portaria nº 32)

Embora exista a definição para suplementos vitamínicos e minerais, a ANVISA não possui denominação para suplementos alimentares, apenas diferencia alimento de medicamento. Desde 1998, os suplementos alimentares eram incluídos pela ANVISA na categoria de alimentos para praticantes de atividades física, de acordo com a portaria SVS/MS nº 222. Esta portaria foi criada em virtude do aumento da utilização desses produtos e da necessidade de evitar o consumo indiscriminado, visando à saúde da população fisicamente ativa e ao maior controle sanitário desses alimentos.

No entanto, em 2010, os suplementos passaram a ser incluídos na categoria de alimentos para atletas, com base no consenso de um grupo acadêmico. Dessa forma, praticantes de atividade física sem o objetivo de rendimento esportivo máximo ou competitivo não necessitam de suplementação, sendo a dieta, balanceada e diversificada, suficiente para atender às necessidades nutricionais de pessoas ativas. Segundo a RDC nº 18 de 2010 da ANVISA, os alimentos para atletas são "aqueles especialmente formulados para auxiliar os atletas a atender suas necessidades nutricionais específicas e auxiliar no desempenho do exercício" (ANVISA, 2010).

A partir do entendimento de que alguns nutrientes possuem capacidade para melhorar o desempenho físico, a Medicina e a Nutrição Esportiva passaram a utilizar o termo ergogênico nutricional. O termo ergogênico é derivado de duas palavras gregas *ergon* (trabalho) e *gennan* (produzir). De acordo com Barros Neto (2001, p. 121), o termo *agente ergogênico* abrange "todo e qualquer mecanismo, efeito fisiológico, nutricional ou farmacológico que seja capaz de melhorar o desempenho nas atividades físicas esportivas, ou mesmo ocupacionais". Por esta compreensão poderíamos afirmar que muitos suplementos alimentares possuem ação ergogênica.

Os agentes ergogênicos podem ser divididos em diferentes grupos:

1) *Fisiológicos*: relacionados a mecanismos ou adaptações fisiológicas responsáveis por melhorar o desempenho físico. Exemplo: a adaptação ao treinamento em altitude que proporciona maior produção de hemácias e melhora sensivelmente o desempenho aeróbio do indivíduo ao retornar às baixas altitudes.

2) *Mecânicos*: relacionados a equipamentos, materiais ou vestimentas capazes de aumentar o rendimento físico. Exemplo: roupas usadas por nadadores que reduzem o atrito com a água.

3) *Psicológicos*: métodos ou técnicas planejadas para melhorar os processos psicológicos capazes de aumentar o desempenho físico. Exemplo: técnicas de motivação antes de jogos ou competições.

4) *Farmacológicos*: fármacos ou drogas lícitas ou ilícitas capazes de aumentar o desempenho físico. Exemplo: uso do hormônio e precursores da testosterona, que aumentam a massa e a força muscular.

5) *Nutricionais*: nutrientes capazes de aumentar o desempenho físico. Exemplo: bebidas carboidratadas em provas de longa duração que retardam a fadiga e aumentam o tempo até a exaustão.

Os apelos da mídia e as evidências científicas a respeito da relação entre nutrição, saúde, estética e desempenho físico, fazem que a popularidade dos suplementos alimentares e dos ergogênicos nutricionais, tanto no meio esportivo quanto nas academias, seja cada vez maior. Em dois estudos realizados por nosso grupo de observação científica em nutrição esportiva foi observado que mais da metade dos praticantes de musculação de Cuiabá/MT e Campo Grande/MS (62% e 56% respectivamente) consome algum tipo de suplemento alimentar (Torquato, 2010; Coelho-Ravagnani, Camargo e Ravagnani, 2007). Estudos em cidades de outros estados também mostraram elevada prevalência no consumo de suplementos (Pereira, Lajolo e Hirschbruch, 2003; Machado e Schneider, 2006).

Vale ressaltar que grande parte dos suplementos utilizados pelos indivíduos entrevistados não apresentam eficácia ou segurança comprovadas por estudos bem controlados, ou não foram liberados para uso pela ANVISA. Com base nas evidências científicas que comprovaram a utilidade de muitos suplementos, em 2010, a ANVISA liberou a comercialização de alguns produtos classificados em cinco tipos, devendo atender alguns requisitos específicos:

I - Suplemento hidroeletrolítico para atletas:
- A concentração de sódio deve estar entre 460 mg/L e 1150 mg/L, devendo ser utilizados sais inorgânicos para fins alimentícios como fonte de sódio.
- A osmolalidade do produto pronto para o consumo deve ser inferior a 330 mOsm/kg água.
- Os carboidratos podem constituir até 8% (m/v) do produto pronto para consumo. Lembrando que não se pode adicionar amidos e polióis nesse produto, e que o teor de frutose, quando adicionada, não pode ser superior a 3% (m/v).
- Ao produto podem ser adicionadas vitaminas e minerais.
- Ao produto pode ser adicionado até 700 mg/L de potássio.
- Ao produto não podem ser adicionados outros nutrientes, não nutrientes e fibras.

II - Suplemento energético para atletas:
- O produto pronto para consumo deve conter, no mínimo, 15 g de carboidrato na porção ou 75% do valor energético total.
- Ao produto podem ser adicionados vitaminas e minerais.
- O produto pode conter lipídios, proteínas intactas e/ou parcialmente hidrolisadas.
- Ao produto não podem ser adicionadas fibras alimentares e não nutrientes.

III - Suplemento proteico para atletas:

- O produto pronto para consumo deve conter, no mínimo, 10 g de proteína na porção, ou 50% do valor energético total proveniente das proteínas.
- Ao produto pode-se adicionar vitaminas e minerais, conforme regulamento técnico específico sobre adição de nutrientes essenciais.
- Ao produto não podem ser adicionados fibras alimentares e não nutrientes.

IV - Suplemento para substituição parcial de refeições de atletas:

- A quantidade de carboidratos deve corresponder de 50% a 70% do valor energético total do produto pronto para consumo.
- A quantidade de proteínas deve corresponder de 13% a 20% do valor energético total do produto pronto para consumo.
- A quantidade de lipídios deve corresponder, no máximo, a 30% do valor energético total do produto pronto para consumo.
- Os teores de gorduras saturadas e gorduras trans não podem ultrapassar 10% e 1% do valor energético total, respectivamente.
- O produto deve fornecer, no mínimo, 300 kcal por porção.
- Ao produto podem ser adicionados vitaminas e minerais.
- Ao produto podem ser adicionadas fibras alimentares.

V - Suplemento de creatina para atletas:

- O produto pronto para consumo deve conter de 1,5 g a 3 g de creatina na porção.
- Na formulação do produto, deve ser utilizada creatina monoidratada com grau de pureza mínima de 99,9%.
- Ao produto podem ser adicionados carboidratos.
- Ao produto não podem ser adicionadas fibras alimentares.

VI - Suplementos de cafeína para atletas:
- O produto deve fornecer entre 210 mg e 420 mg de cafeína na porção.
- Na formulação do produto, deve ser utilizada cafeína com teor mínimo de 98,5% de 1,3,7-trimetilxantina, calculada sobre a base anidra.
- Ao produto não podem ser adicionados nutrientes e outros não nutrientes.

Embora a regulamentação da ANVISA proponha o uso dos suplementos supracitados apenas por atletas, é conveniente considerar que diversos fatores podem influenciar a necessidade desses produtos por parte da população fisicamente ativa. Concorda-se com o fato de que indivíduos ativos podem suprir suas necessidades nutricionais com dieta equilibrada. Porém, a utilização desses produtos, quando utilizada de maneira racional e indicada por profissionais, pode beneficiar indivíduos fisicamente ativos em diferentes situações.

Um dos maiores erros cometidos pelos usuários de suplementos alimentares é desconsiderar a dieta. Mudanças nos hábitos alimentares, em geral, são necessárias para promover a maioria dos benefícios da utilização dos suplementos alimentares. Ganhos de massa muscular e perda de gordura corporal nunca serão conquistados com uso de suplemento sem acompanhamento e adequação dietética quanto aos nutrientes e calorias.

A pirâmide mostrada na Figura 6.1 propõe um modelo para dieta de atletas e praticantes de atividades físicas, em que a base refere-se à dieta equilibrada e o topo inclui os suplementos e ergogênicos nutricionais. Por esse motivo, o profissional deve priorizar a educação nutricional com a finalidade de modificar hábitos errôneos e incorporar mudanças positivas na alimentação.

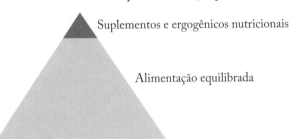

FIGURA 6.1 – Modelo de pirâmide para dieta de atletas e praticantes de atividades físicas.

6.1.1 Creatina

A palavra creatina deriva do grego *kreas* que significa carne. A creatina foi descoberta, antes de 1830, pelo químico francês Michel Chevreul. Mas foi somente em 1847 que o químico alemão Justus von Liebig teorizou que a creatina teria efeitos no desempenho muscular. Em 1970, a creatina passou a ser utilizada como agente ergogênico pelos estados soviéticos e bloco oriental, e seus estudos nos Estados Unidos e Grã-Bretanha iniciaram após 1990 (Bemben e Lamont, 2005).

A creatina é um composto dietético não essencial que pode ser ingerida a partir de fontes exógenas, como peixe ou carne, ou produzida endogenamente, sobretudo, no fígado. A creatina é sintetizada por um processo de duas etapas, envolvendo três aminoácidos: arginina, glicina e metionina. Inicialmente, a arginina e a glicina se combinam para formar o ácido guanidinoacetato. Em seguida, um grupo metil da S-adenosilmetionina é adicionado para a formação da creatina. Quase toda a creatina do corpo é estocada no músculo esquelético, sendo 40% na forma livre e 60% na forma fosforilada (Bemben e Lamont, 2005).

A creatina é um dos suplementos esportivos mais populares, com vendas superando quatrocentos milhões de dólares em 2004 (Dalbo et al., 2008). As formas comercializadas são mono-hidratada, micronizada, sublingual, em pó e pura, ou com carboidrato, cápsulas e efervescentes. De acordo com a Sociedade Internacional de Nutrição Esportiva (Buford, 2007), a creatina mono-hidratada é o ergogênico nutricional mais eficaz no aumento da massa corporal magra e do desempenho do exercício de alta intensidade.

Os principais efeitos atribuídos à suplementação da creatina são observados nas atividades com pesos, de força e de curta duração. A creatina é uma alternativa nutricional contra os fármacos anabólicos e pode prevenir lesões musculares, desidratação, além de promover significativo aumento da massa e força musculares (Buford et al., 2007). Suas ações estão envolvidas com o aumento da remodelação do citoesqueleto, da síntese proteica e de glicogênio, da translocação do transportador de glicose 4 (GLUT-4), da proliferação e diferenciação de células satélites, do reparo e replicação do DNA, do processamento e transcrição gênica para síntese proteica (Safdar et al., 2008).

Uma dieta hiperglicídica e hiperproteica ajuda na retenção da creatina (Cribb, Williams e Hayes, 2007). Em um posicionamento sobre suplementação de creatina e exercício físico foi relatado que não existem evidências científicas de efeitos colaterais quanto ao uso da creatina (Buford et al., 2007). Desconforto gastrointestinal (cólica, náuseas, diarreia e vômito) pode ocorrer somente quando ingerida durante o exercício e não diluída. Também não existem evidências, a curto prazo, de que a suplementação de creatina causa problemas renais e/ou hepáticos. Gualano et al. (2008) verificaram que altas doses de creatina por três meses não promovem nenhuma disfunção renal em indivíduos ativos saudáveis. Em outro estudo, com indivíduos diabéticos tipo 2, a suplementação de creatina também não afetou a função renal (Gualano et al., 2011b). Todavia, a recomendação é de não administrá-la em indivíduos que já possuam algum comprometimento no órgão (Buford et al., 2007).

Em geral, a dosagem suplementada de creatina nos artigos científicos segue o protocolo de vinte gramas por dia, durante uma semana seguida, cinco gramas por dia. A ANVISA (2010), no entanto, recomenda que sejam consumidos três gramas por dia, quantidade em que também são observados resultados positivos.

6.1.2 Whey protein

O leite sempre foi um alimento bastante valorizado por ser fonte proteica de alto valor biológico, contendo todos os aminoácidos essenciais. No entanto, o subproduto da fabricação de derivados do leite, como queijos e iogurtes, por muitos anos foi considerado inútil e desperdiçado pela indústria alimentícia.

Com a descoberta das diversas propriedades funcionais, a proteína do soro do leite, denominada *whey protein*, foi elevada à categoria de proteína de alta qualidade, com indicação de uso em todos os ciclos de vida (Quadro 6.3). Entre os componentes presentes no produto, estão a beta-lactoglobulina, alfa-lactoalbumina, lactoferrina, imunoglobulinas, enzimas lactoperoxidases, glicomacropeptídeos, lactose e minerais (Marshall, 2004; Agostini e Biolo, 2010).

Quadro 6.3 – Propriedades e uso terapêutico atribuídos ao uso de *whey protein*

Propriedade	Uso terapêutico/funcional
Anti-inflamatório	Câncer
Imunoestimulante	Hepatite
Inibidor de protease	HIV/SIDA
Antioxidante	Doença cardiovascular
Regulador do sono	Atividade física e esportiva
Indutor do crescimento ósseo/muscular	Osteoporose
Ganho de força muscular	Úlcera
Insulinotrópico	Humor
Anti-hipertensivo	Insônia
Antimicrobiano	Cólicas infantis
Hipolipemiante	

HIV/SIDA: Vírus da Imunodeficiência Humana/Síndrome da Imunodeficiência Adquirida.

Do ponto de vista aminoacídico, as proteínas de soro apresentam todos os aminoácidos essenciais, atingindo, ou mesmo excedendo, às recomendações para todas as idades. Comparativamente a outras proteínas, a *whey protein* apresenta elevadas concentrações dos aminoácidos de cadeia ramificada leucina, isoleucina e lisina (BCAAs), além dos aminoácidos sulfurados, metionina e cisteína (Sgarbieri, 2004).

As proteínas do soro de leite são altamente digeríveis e rapidamente absorvidas pelo organismo, o que estimula a síntese de proteínas sanguíneas e teciduais (Sgarbieri, 2004). Todos os componentes presentes na *whey protein* a tornam altamente recomendada nas situações de estresses metabólicos provocados, por exemplo, por traumas físicos, doenças ou mesmo pelo exercício exaustivo (Marshall, 2004).

Diversas propriedades funcionais e aplicações terapêuticas são relacionadas às proteínas do soro do leite, conforme apresentado na Figura 6.2. Essas propriedades estão relacionadas a componentes específicos, bem como a forma disponível dos produtos. Cada produto disponível no mercado pode variar de acordo com a quantidade de carboidratos, proteínas, imunoglobulinas, lactose, minerais e gorduras (Marshall, 2004; Krissansen, 2007).

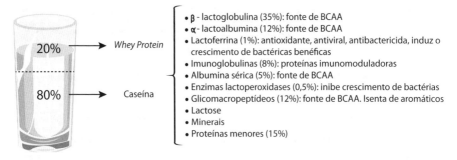

FIGURA 6.2 – Percentual de contribuição das proteínas no leite bovino e dos componentes da *whey protein*, bem como seus benefícios fisiológicos (adaptado de Marshall, 2004 e Krissansen, 2007).

Produtos isentos de lactose são indicados para indivíduos intolerantes a essa substância. A forma hidrolisada da *whey protein* tem menor poder alergênico, sendo também indicada para atletas e indivíduos ativos pela alta digestibilidade e absorção (Aoi et al., 2011). A *whey* não desnaturada fornece altas concentrações de lactoferrina e imunoglobulinas na forma intacta que agem como imunomoduladoras, e são altamente indicadas para pacientes com sistema imunológico comprometido. Glicomacropeptídeos isolados não contêm os aminoácidos fenilalanina, triptofano e tirosina, provendo uma fonte substancial de proteína para indivíduos fenilcetonúricos (Marshall, 2004).

As proteínas do soro do leite têm sido amplamente indicadas para atletas e praticantes de exercícios físicos. Os exercícios exaustivos provocam depressão imunológica, maior produção de radicais livres, utilização das reservas de glicogênio muscular e hepático e catabolismo proteico (Haraguchi et al., 2011; Rogero e Tirapegui, 2008), situações compatíveis ao estresse metabólico provocado por inúmeros estados patológicos e que, portanto, requerem aporte adequado de nutrientes compensadores.

As propriedades imunoestimuladoras, antioxidantes, anticatabólicas e estimuladoras da síntese proteica (Marshall, 2004; Haraguchi et al., 2011; Aoi et al., 2011; Cooke et al., 2010) tornam as proteínas do soro do leite uma das melhores fontes proteicas para este público. Em geral, são indicadas doses que variam entre 20 g a 40 g diariamente, consumidas antes e/ou durante e/ou após o treino, dependendo das necessidades individuais.

Atualmente os *blends* ou misturas de fontes proteicas são bastante indicadas para atletas. A mistura de proteínas de rápida (*whey protein*) e baixa digestão (caseína) permite que os aminoácidos sejam liberados por mais tempo na circulação, exercendo efeitos anticatabólicos e anabólicos mais pronunciados do que aqueles promovidos por apenas um tipo de proteína (Paul, 2009).

Vale destacar que a utilização de *whey protein* é segura. Poucos casos de desconfortos gastrointestinais são reportados, especialmente em indivíduos intolerantes a lactose (Paul, 2009). Nestes casos, a escolha por produtos isentos de lactose faz-se necessária.

6.1.3 Aminoácidos de cadeia ramificada

Os três aminoácidos de cadeia ramificada leucina, isoleucina e valina, conhecidos como BCAAs (*branched-chain amino acids*), podem ser obtidos via alimentação, na proteína contida nos alimentos (especialmente os de origem animal) ou via suplementação, na forma de suplementos proteicos, hidrolisados proteicos ou como aminoácidos isolados. Os BCAAs correspondem a 35% do total de aminoácidos essenciais das proteínas musculares e 40% dos aminoácidos necessários aos seres humanos (Shimomura et al., 2004).

A literatura científica e/ou a indústria de suplementos atribuem aos BCAAs propriedades anticatabólicas, reparadoras e estimuladoras da síntese proteica nos músculos, imunomoduladoras, além da capacidade de reduzir a fadiga central (Gleeson, 2005; Kreider et al., 2010). Por estas razões, os BCAAs são indicados tanto nos exercícios prolongados quanto nos resistidos (Paul, 2009; Blomstrand et al., 2006).

Os exercícios de resistência aeróbia aumentam a oxidação de BCAAs em duas a três vezes, ao passo que a oxidação de carboidratos e gorduras pode aumentar dez a vintes vezes, comparativamente aos níveis de repouso (Gleeson, 2005). Embora os aminoácidos não sejam os principais substratos energéticos nestes esforços, eles contribuem para o fornecimento de energia, acelerando a taxa de catabolismo proteico muscular (Gleeson, 2005).

Contudo, nem sempre a ingestão de BCAAs durante esses esforços faz-se necessária, pois a queda na degradação proteica muscular pode ser evitada, basicamente, com a ingestão de carboidratos, uma vez que o catabolismo dos aminoácidos é inversamente proporcional às reservas de glicogênio no músculo exercitado. Outro ponto é que o metabolismo proteico de indivíduos ativos torna-se mais eficiente com o treinamento, e a taxa de oxidação da leucina não seria alta o suficiente para justificar o uso de suplementos de BCAA durante o exercício (Rennie et al., 2006). A suplementação de BCAAs é capaz de aumentar a resistência à fadiga e a oxidação de lipídios durante o exercício em indivíduos com os estoques de glicogênio depletados (Gualano et al., 2011a).

De acordo com a Sociedade Brasileira de Medicina do Esporte (2009), a maioria dos estudos não conseguiu comprovar relação entre estes nutrientes com a melhora do tempo e a capacidade de esforço. Contudo, o posicionamento da Sociedade Internacional de Nutrição Esportiva aponta prováveis efeitos associados ao uso de BCAAs durante esforços prolongados em altitude. Segundo os autores, os BCAAs retardariam a fadiga e auxiliariam na manutenção da função mental nos exercícios aeróbios exaustivos (Kreider et al., 2010).

Em estudo realizado por Matsumoto et al. (2009), houve melhora do consumo máximo de oxigênio e do limiar anaeróbio de indivíduos treinados, com a suplementação crônica e a ingestão aguda de BCAAs. Os dados sugerem que os efeitos ergogênicos desses aminoácidos em exercícios prolongados são evidenciados, não com a ingestão aguda, mas com a suplementação por, pelo menos, sete dias, aliada à ingestão imediatamente antes do esforço (quinze minutos).

A controvérsia entre os posicionamentos oficiais ressaltam a necessidade de mais evidências científicas acerca dos efeitos ergogênicos dos BCAAs em exercícios prolongados. Em contrapartida, há evidências contundentes apontando para a capacidade dos BCAAs em aumentar a síntese proteica muscular e reduzir o catabolismo pós-esforço físico (Apró e Blomstrand, 2010), tornando-os bastante atrativos para atletas que treinam força e hipertrofia muscular ou para atletas de *endurance*.

A leucina é o principal aminoácido responsável pela ativação de enzimas reguladoras da síntese proteica (Apró e Blomstrand, 2010), agindo de forma sinérgica à insulina (Burke et al., 2009). Estima-se que sejam necessários oito gramas de leucina diariamente para maximizar a síntese de proteína muscular (Layman e Baum, 2004), sendo a coingestão dos BCAAs com carboidratos pós-treino (até uma hora após) a estratégia mais eficiente para obter maiores ganhos (Paul, 2009).

Os efeitos estimuladores dos BCAAs sobre a síntese de proteínas musculares parecem ocorrer, de preferência, com a ingestão imediatamente após o esforço físico e não após três horas de recuperação (Blomstrand et al., 2006). O estímulo hipertrófico promovido por esses aminoácidos não requer grandes aumentos na quantidade de insulina sérica. A maior disponibilidade de aminoácidos obtida pela infusão de leucina e concentrações de insulina entre 30 mU/L e 70 mU/L, obtidas em estado alimentado, dobrou a síntese proteica e reduziu em 50% a proteólise, medidos por biópsia muscular (Greenhaff et al., 2008). Todavia, a síntese proteica induzida pela leucina ocorre tanto por mecanismos independentes quanto dependentes de insulina (Rogero e Tirapegui, 2008).

De fato, a ingestão de aminoácidos e carboidrato pós-exercício é extremamente importante para a recuperação e a síntese proteica. No entanto, estudos avaliando esta última mostraram que a ingestão de seis gramas de aminoácidos essenciais, acrescidos de 35 gramas de sacarose antes do exercício, promoveu aumento significativo da síntese proteica durante a atividade física. Os estudos ainda apontam que a síntese proteica permaneceu elevada até uma hora após o exercício quando comparada aos indivíduos que ingeriram a mesma bebida após realizarem suas atividades (Tipton et al., 2001). Em um posicionamento oficial da Sociedade Internacional de Nutrição Esportiva (Kerksick et al., 2008) sobre *nutrient timing*, a orientação é de que a ingestão de carboidrato e aminoácidos antes e após a prática de exercícios promove uma melhor recuperação e reparação dos tecidos, além de uma maior síntese proteica.

Tabela 6.3 – Conteúdo de BCAA e leucina em vários alimentos proteicos

	Leucina	BCAA
Whey protein isolado	14%	26%
Proteína do leite	10%	21%
Proteína do ovo	8,5%	20%
Proteína muscular	8%	18%
Proteína isolada da soja	8%	18%
Proteína do trigo	7%	15%

Os valores refletem g de aminoácido/100 g de proteína.

Fonte: adaptado de Layman e Baum (2004).

Em geral, são recomendadas doses diárias de, aproximadamente, 3 g a 5 g de BCAAs, administradas antes, durante ou logo após o exercício físico. Em geral, a suplementação com BCAA é considerada segura e bem tolerada até doses diárias de 30 g (Kreider et al., 2010). Burke et al. (2009) sugerem efeitos deletérios ao desempenho físico com dosagens superiores, por aumentarem a produção de amônia pelos músculos exercitados.

Vale ressaltar que todos os esforços devem ser feitos para obter as proteínas e os aminoácidos essenciais por meio de uma dieta equilibrada e balanceada em macro e micronutrientes. Contudo, os suplementos proteicos são seguros, práticos e, muitas vezes, convenientes para a ingestão de proteínas de alta qualidade (Kreider et al., 2010).

6.1.4 Glutamina

A glutamina é o aminoácido não essencial mais abundante (na forma livre) no plasma e no músculo esquelético. Sintetizada especialmente no músculo esquelético, constitui diversas proteínas corporais, além de desempenhar papel importante no transporte de nitrogênio entre os tecidos, regulação do equilíbrio ácido básico, gliconeogênese, e de agir como precursor de bases nucleotídicas e da enzima antioxidante glutationa (Gleeson, 2008).

Estima-se que 80 g de glutamina apareçam diariamente na circulação sanguínea, liberadas pelos tecidos corporais; aproximadamente 5 g a 8 g derivam da alimentação, via alimentos proteicos (Agostini e Biolo, 2010). Os suplementos de L-glutamina estão, geralmente, disponíveis na forma de pós, tabletes e cápsulas, contendo 500 mg, 750 mg e 1.000 mg. Outra forma de adquirir a glutamina seria adicioná-la aos suplementos proteicos, como *whey protein* e hidrolisados.

Inúmeras propriedades já foram associadas à glutamina na literatura esportiva, como proteção da barreira intestinal, melhora da retenção de fluidos intracelulares (maior volume), aumento da absorção de água no intestino, estimulação da síntese de glicogênio, redução de lesões e melhora da regeneração muscular (Gleeson, 2008). Entretanto, a suplementação de glutamina para atletas e indivíduos ativos está pautada especialmente nas suas possíveis ações imunoestimuladoras e anabólicas (estimulação da síntese proteica).

O exercício físico influencia, aguda e cronicamente, o sistema imune, de forma que atividades moderadas aumentam a imunocompetência enquanto o treinamento intenso e exaustivo provoca imunossupressão, que afeta diversas células de defesa (Rogero e Tirapegui, 2008). A glutamina é utilizada em altas taxas para prover energia e precursores da síntese das células de divisão rápida do sistema imunológico, sendo esperada redução na concentração plasmática de 20% a 25% após esforços prolongados e exaustivos (Gleeson, 2008; Lagranha et al., 2008).

Em geral, são utilizadas doses diárias de aproximadamente 5 g a 15 g, ingeridas duas a três vezes ao dia, sendo uma dose preferencialmente logo após o exercício físico. A glutamina é considerada segura e bem tolerada para a maioria dos indivíduos, embora a administração para pessoas com problemas renais não seja recomendada. A administração de 20 g a 30 g não parece causar reações adversas em atletas saudáveis.

Apesar de ser um suplemento seguro para indivíduos saudáveis, a glutamina não parece exercer efeitos adicionais ao desempenho físico ou anabolismo muscular, e está incluída na categoria dos suplementos aparentemente ineficazes pelo posicionamento da Sociedade Internacional de Nutrição Esportiva (Kreider et al., 2010).

Na maioria das vezes, a ingestão de quantidades adequadas de proteínas de alto valor biológico garante o aporte necessário de glutamina. Os BCAAs doam nitrogênio para a síntese de glutamina, prevenindo sua depleção pelo exercício exaustivo. O aporte de carboidratos durante e após o exercício prolongado preserva os níveis plasmáticos de glutamina (Agostini e Biolo, 2010). Nesse sentido, os alimentos e/ou suplementos proteicos e glicídicos parecem ser mais importantes que a própria glutamina, e a sua suplementação necessária apenas em casos em que a avaliação individual assim indicar (SBME, 2009).

6.1.5 L-carnitina

A carnitina (3-hidroxi-4-N-trimetilamino-butirato) é uma amina quaternária, sintetizada no organismo a partir de dois aminoácidos essenciais (lisina e metionina). Ela age no metabolismo energético (Vaz e Wanders, 2002) e é considerada por alguns autores como um aminoácido (Rebouche, Lombard e Chenard, 1993). Tem sido frequentemente utilizada por indivíduos ativos, como agente emagrecedor, e também comercialmente nos suplementos denominados termogênicos, uma vez que atua nas reações de transferência dos ácidos graxos livres (AGLs) do citosol para a mitocôndria, facilitando a oxidação dos AGLs de cadeia longa (mais que doze átomos de carbono na cadeia) (Howley et al., 1998; Hiatt et al., 1989) e a consequente geração de ATP.

Entretanto, os estudos têm mostrado que a suplementação de L-carnitina não altera a composição corporal de indivíduos saudáveis (Villani, 2000; Soo, Jung e Kew, 2004). Em estudo realizado por nossa equipe, verificou-se que a suplementação oral de aproximadamente dois gramas de L-carnitina, por quatro semanas, não promoveu alterações sobre a composição corporal, taxa metabólica de repouso e a oxidação de ácidos graxos livres no estado de repouso e durante a prática de exercício físico aeróbico em indivíduos fisicamente ativos e com excesso de peso e obesidade (Coelho et al., 2010).

Os efeitos da suplementação de L-carnitina sobre a oxidação de lipídios parecem estar relacionados à duração da suplementação. O estudo realizado por Wall et al. (2011) evidenciou o aumento das concentrações musculares de carnitina após seis meses de suplementação com redução no uso de carboidratos em exercícios de baixa intensidade (50% $VO_2máx$). O mesmo não ocorreu aos três meses de estudo. A oxidação de lipídios não foi analisada, dificultando a interpretação desses achados.

Estima-se que a necessidade diária de carnitina seja muito próxima à ingestão usualmente observada em indivíduos saudáveis (aproximadamente 23 mg/dia a 135 mg/dia) (Feller e Rudman, 1988; Rebouche, Lombard e Chenard, 1993), os quais também sintetizam diariamente carnitina suficiente para a manutenção das funções orgânicas.

Por esse motivo, em geral, os efeitos ergogênicos ou hiopolipemiantes da carnitina são verificados nas situações em que existe deficiência de carnitina em razão de algum comprometimento na sua ingestão ou nos processos de biossíntese, transporte e excreção, como na doença renal crônica, AIDS ou doenças pulmonares (Coelho et al., 2005).

A biodisponibilidade da L-carnitina nos suplementos é baixa em comparação à carnitina dietética (16% *versus* 75%). A carne vermelha é a principal fonte de carnitina (60 mg/100 g a 200 mg/100 g), e mais de 90% dos estoques de carnitina são encontrados no músculo (Cerreteli e Marconi, 1990). As doses diárias frequentemente indicadas pelos fabricantes de suplementos (1.000 mg a 2.000 mg) são bem superiores às necessidades diárias de indivíduos saudáveis.

Embora seja considerada uma substância segura e bem tolerada em doses de até 6 g/dia (Bain, Milne e Evans, 2006), a suplementação de L-carnitina com finalidade ergogênica ou emagrecedora em indivíduos fisicamente ativos e saudáveis é ineficaz. Além disso, a ANVISA não libera a venda e a comercialização desse nutriente nos suplementos voltados aos atletas.

6.1.6 Ácido linoleico conjugado

O ácido linoleico conjugado (CLA) é um ácido graxo de cadeia longa (possui 18 átomos de carbono) e poli-insaturado (duas insaturações) (Lawson, Moss e Givens, 2001). Ressalta-se que CLA é um termo coletivo para uma classe de, aproximadamente, 56 isômeros posicionais e geométricos do ácido linoleico em que as duplas ligações se encontram, em geral, posicionadas nos átomos de carbono 9 e 11 ou 10 e 12, com todas combinações possíveis entre *cis* e *trans*. É possível que apenas uma parte deles tenha atividade biológica (Roche, Noone e Gibney, 2001), sendo basicamente dois isômeros: *cis9, trans11* e *trans10, cis12*.

O isômero *cis9trans11* exerce, sobretudo, função anticarcinogênica (Pariza e Ha, 1990), ao passo que o isômero *trans10cis12* atua sobre o metabolismo lipídico e adiposidade corporal (Terpstra, 2004).

Na recente revisão realizada pelos autores deste capítulo, são apontados os prováveis mecanismos de ação relacionando o CLA às mudanças na adiposidade de humanos e/ou animais. São eles: 1) aumento no gasto energético, possivelmente por meio de um aumento nas proteínas desacopladoras (UCPs); 2) redução da ingestão de alimentos pela redução na expressão gênica de neuropeptídio Y e proteína agouti (comprovada apenas em modelos animais); 3) inibição da lipoproteína lipase, reduzindo a quantidade de gordura que pode ser armazenada nos adipócitos; 4) aumento da atividade da enzima carnitina-palmitoiltransferase, resultando em aumento da capacidade da oxidação de ácidos graxos; 5) apoptose ou diminuição da diferenciação dos adipócitos, possivelmente pela redução da expressão dos receptores ativados por proliferadores de peroxissoma (Dodero, Coelho-Ravagnani e Tirapegui, 2011).

Vale destacar que os efeitos da suplementação com CLA são muito mais evidentes em modelos animais. Em contrapartida, em seres humanos os resultados são conflitantes e sugerem que esse grupo seja menos responsivo à substância. Embora o CLA possa reduzir a massa gorda, essa redução é relativamente baixa e talvez pouco significativa no tratamento da obesidade. Em média, 3,2 g/dia de CLA (50:50 *cis*9, *trans*11 e *trans*10, *cis*12) provoca perda de 0,05 kg de gordura/semana (Whigham, Watras e Schoeller, 2007).

Estima-se que a ingestão de CLA por humanos seja de 140 mg a 1 g/dia, proveniente especialmente da carne e dos laticínios de animais ruminantes (McLeod et al., 2004; Pariza, Park e Cook, 2001). O CLA produzido quimicamente e disponível comercialmente em alguns países é oriundo do ácido linoleico do óleo de cártamo ou girassol (Kennedy et al., 2010). Entretanto, a ANVISA não libera a comercialização do ácido linoleico conjugado isolado ou como ingrediente alimentar para ser adicionado em vários alimentos no Brasil (ANVISA, 2007). São comercializados, no país, suplementos de óleo de cártamo ou girassol.

Um dos motivos que levaram a ANVISA a indeferir os pedidos de comercialização do CLA isoladamente refere-se à possibilidade do suplemento causar efeitos adversos. Os resultados das pesquisas são contraditórios quanto à possibilidade do CLA causar resistência insulínica, esteatose hepática e inflamação, apontando, em alguns casos, ausência de alterações, melhora ou piora desses aspectos com a ingestão do suplemento. Os estudos sugerem que o tipo e a proporção dos isômeros utilizados na preparação sejam fatores determinantes. O uso da mistura predominantemente feita com isômeros *cis*9, *trans*11 e *trans*10, *cis*12 na proporção de um por um seria o mais recomendado (Dodero, Coelho-Ravagnani e Tirapegui, 2011).

A escassez de pesquisas em humanos limita a interpretação dos dados. Por tal motivo, sugere-se que o CLA não seja utilizado em doses superiores a 3 g/dia. Além disso, deve-se evitar o uso por períodos prolongados (superior a três meses) em indivíduos diabéticos e com síndrome metabólica. A eficácia do CLA em reduzir a massa gorda é potencializada pela atividade física, beneficiando, particularmente, os indivíduos ativos (Dodero, Coelho-Ravagnani e Tirapegui, 2011).

A nutrição é uma ferramenta de extrema importância para ajudar o praticante de exercício físico a alcançar seus objetivos. Os suplementos nutricionais, também chamados de ergogênicos nutricionais, não são a base da alimentação de tais indivíduos. O plano alimentar equilibrado, elaborado pelo profissional competente da área, deve ser estimulado e objetivar a saúde do desportista. Os resultados mais expressivos serão obtidos quando os profissionais estiverem atuando como uma equipe multidisciplinar na atenção prestada ao desportista e/ou atleta.

Parte 3

Como privatizar o treinamento personalizado

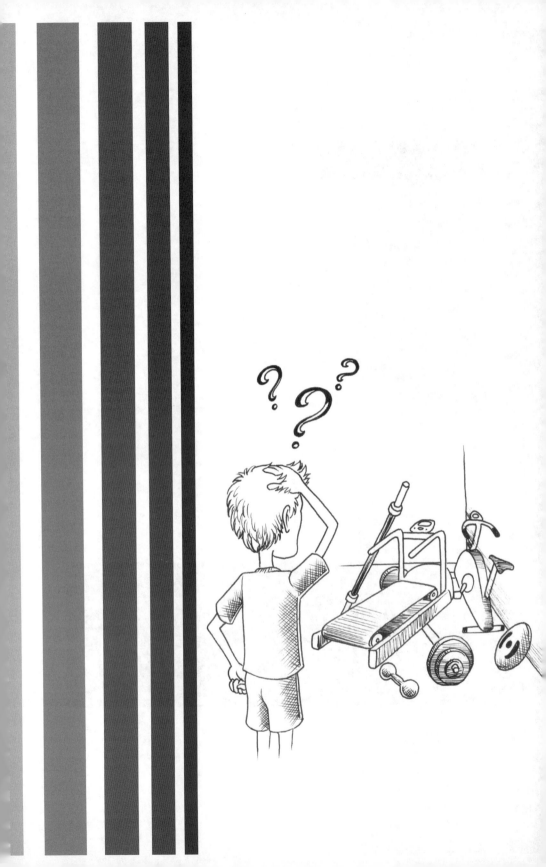

Montando o estúdio de *personal training*

Luiz Antônio Domingues Filho | Fabiano Pinheiro Peres

O mercado para profissionais de Educação Física que atuam como *personal trainer* no Brasil continua em expansão, principalmente em face do crescimento econômico das classes sociais, do aumento do poder aquisitivo e pela ampla divulgação da mídia sobre as vantagens desse serviço (Porto, 1999).

O sonho de ter o seu próprio negócio, para muitos, é a razão de estar lendo este capítulo. Sonhar nada custa, mas transformar esse sonho em negócio rentável necessita além de força de vontade, de dedicação, intuição, algum dinheiro e boa administração.

As pessoas sabem dos benefícios da prática regular dos exercícios físicos, mas não são fiéis dos programas por considerá-los impessoais e pouco atrativos, quando oferecidos em academias, clubes ou associações. Com isso, o mercado e os clientes estão optando por locais menores, discretos, mas ao mesmo tempo confortáveis e com equipamentos que permitam um trabalho diferenciado e privado, que favoreça de fato, a saúde e o bem-estar.

As sessões de treinamento no estúdio são praticadas individualmente, com o *personal trainer* ou em pequenos grupos com perfis semelhantes. Assim, o serviço ganha em qualidade e fidelidade. Segundo Domingues Filho (2012), *personal training* significa atividade física desenvolvida com base em um programa particular, especial, que respeita a individualidade biológica, preparada e acompanhada por profissional de Educação Física, realizada em horários preestabelecidos para, com segurança, proporcionar um condicionamento adequado, com finalidade estética, de reabilitação, de treinamento ou de manutenção da saúde.

O estúdio ideal é aquele em que diferentes pessoas, que se exercitam por razões diferentes, sintam-se assistidas adequadamente. Logo, boa comunicação e ambiente agradável são importantes nesse empreendimento. Para Nobre (1999), existem duas formas básicas de classificar o público-alvo pelo aspecto socioeconômico. A primeira, onde está localizado o empreendimento e o segundo pelo valor cobrado, que deve ser condizente com a qualidade dos serviços.

Abrir um estúdio de *personal trainer* é criar um negócio que requer comprometimento. Todo empreendedor precisa entender o mercado em que irá atuar, para saber quem serão os compradores de seus serviços. Ele precisa saber que o melhor produto para qualquer cliente continua sendo aquele que cabe no orçamento. Isso significa que o cliente não compra serviços, mas, sim, vantagens. Precisa, também, observar as características do investimento, os riscos envolvidos, e ter uma boa noção de administração. Como qualquer investidor, deve realizar inicialmente um estudo de viabilidade do futuro negócio e, depois, fazer o planejamento estratégico e financeiro. Vale ressaltar que nem sempre um ótimo profissional de Educação Física é um bom administrador. Administração não faz parte de sua formação acadêmica, não significando isso, que um professor não possa ter sucesso nessa área, bastando apenas buscar uma qualificação específica.

A seguir, há uma sugestão de roteiro de avaliação preliminar que deverá ser pesquisado e respondido pelo empreendedor para abertura de um estúdio de *personal training*. As perguntas aqui descritas não são definitivas, mas um ponto de partida para complementá-las e adequá-las a sua realidade, verificando o que se passa especificamente na região em que deseja instalar o negócio.

■■ 7.1 Roteiro de avaliação preliminar do empreendimento

7.1.1 Mercado consumidor

1) Qual é o tamanho do mercado consumidor da sua cidade para os serviços de *personal training* e de avaliação física?

2) Qual o perfil desse consumidor: social (idade, sexo, classe social e hábitos); econômico (renda média mensal, profissão e propriedade); demográfico (região onde mora ou trabalha)?

3) Quais as preferências de lazer e de atividades físicas desse público?

4) O que mais influencia esse público na decisão de consumir serviços relacionados à saúde e ao bem-estar?

5) Qual a média de preço cobrado no mercado para treinamento personalizado e para avaliação física?

7.1.2 Investimento e retorno

1) Qual o valor total a ser investido no empreendimento? Se possível, com a descrição detalhada do que será investido.

2) Qual a origem do recurso que financiará esse projeto: recurso próprio, empréstimo ou financiamento bancário?

3) Qual o tamanho da área do estúdio, a quantidade de equipamentos, de aparelhos, de acessórios, de móveis, entre outros, a serem adquiridos?

4) Qual a taxa de retorno mensal esperado?

5) Qual o período mínimo e médio de retorno do investimento?

7.1.3 Administração

1) Quais as capacidades, mínima e máxima, de ocupação?
2) Dos serviços oferecidos, *personal training* e avaliação física, quais os valores a serem cobrados?
3) Qual a previsão de demanda de receita mensal e anual para os próximos anos?
4) Descrição do gasto mensal com mão de obra, manutenção e impostos é o impacto de cada um destes sobre o valor dos serviços oferecidos?
5) Quais fatores influenciam diretamente nos custos dos serviços e como eles tenderão a se comportar nos próximos anos?
6) Qual o impacto dos indicadores econômicos nos resultados do empreendimento?
7) Que outros fatores poderão afetar o fluxo de caixa?

▌▌▌ 7.2 Outros aspectos importantes do empreendimento

Uma vez feita a avaliação preliminar do empreendimento em questão, deve-se passar à segunda fase. É importante atentar aos detalhes descritos a seguir.

- *Localização*: dê preferência a bairros onde haja uma boa concentração vertical de moradias ou de locais de trabalho, criando visibilidade e comodidade à clientela que deseja atender. Lembre-se que o trânsito e a falta de acesso fácil podem atrapalhar o empreendimento.

- *Área*: mínima de 30 m². Lembre-se que na falta de um local próprio, o aluguel não deve superar 1% a 2% do valor do imóvel.

- *Instalação*: deve ser de bom gosto, confortável, acolhedora, moderna, limpa, organizada, ventilada, iluminada e funcional. Recomenda-se buscar a assessoria de um arquiteto para elaborar o projeto e supervisionar a execução, com intuito de criar uma identidade de qualidade no espaço e dar destaque ao local. Um estúdio de *personal training* só precisa de uma recepção, espaço de treinamento e banheiros/vestiários. O investimento aqui pode variar de R$ 10.000,00 a R$ 25.000,00, conforme as melhorias e adaptações a serem feitas no imóvel.

- *Equipamentos*: o investimento para aquisição de aparelhos, acessórios, móveis e utensílios varia de R$ 50.000,00 a R$ 120.000,00. Para um estúdio básico, consideram-se os seguintes aparelhos e acessórios de treinamento:

  - uma esteira;

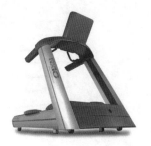

  - uma *bike indoor*;

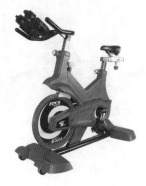

  - um *leg press*;

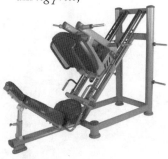

  - uma cadeira extensora;

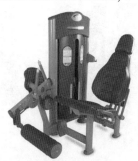

- uma cadeira flexora;
- uma polia alta com remada baixa;

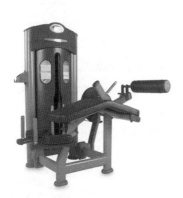
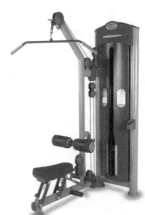

- um banco supino;
- um espaldar;

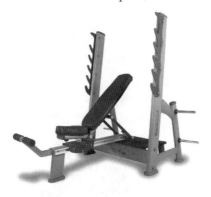
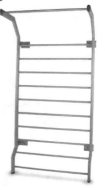

- um *cross over*;
- um *smith press*;

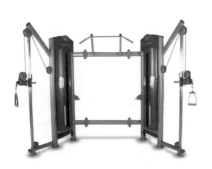
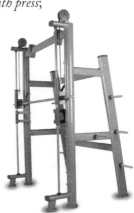

- uma bola de 65 cm;
- um *balance disc*;
- uma fita de suspensão;
- um minitrampolim;
- um *step*;
- dois bastões;
- colchonetes;
- extensores de borracha com intensidades diferentes;
- uma barra reta de 180 cm com presilhas;
- uma barra W com presilhas;
- um par de barras de 40 cm com presilhas;
- um jogo de anilhas com suporte;
- um jogo de halteres com suporte.

Em relação aos móveis e utensílios básicos, sugere-se: um *split* com boa capacidade para deixar o ambiente climatizado, televisão, DVD e aparelho de som com saída USB para acoplar *ipod* e *ipad*, bebedouro, sistema *wifi* (internet), um balcão ou mesa de recepção com cadeira.

- *Mão de obra*: nesse ramo, a qualidade e a satisfação estão aliadas ao atendimento e à objetividade do tratamento dado ao cliente. Atendimento é fator imprescindível ao sucesso por se tratar de atividade na qual se lida com pessoas o tempo todo. Para um estúdio de 30 m², são necessários dois profissionais de Educação Física registrados no CREF, um faxineiro e uma secretária. A formação de uma equipe demanda um investimento e exige um período de maturação de cerca de um ano.

- *Venda*: para vender esse serviço, é necessário que as pessoas envolvidas sejam treinadas especificamente para tal atividade, ou seja, saibam negociar. Nos estados do Rio de Janeiro, São Paulo, Minas Gerais e Paraná os valores das mensalidades para treinamento personalizado de duas sessões por semana, variam de R$ 360,00 a R$ 960,00. O de avaliação física varia de R$ 50,00 a R$ 180,00 por teste.

- *Horário de funcionamento*: sugere-se que seja implantado um horário de funcionamento abrangente, que atenda de segunda-feira a sexta-feira, das 6h30min às 21h30min, e aos sábados, das 7h às 12h. É grande o número de pessoas que trabalham e/ou estudam e que, portanto, precisam de horários flexíveis para frequentar as sessões de treinamento, já que não se adaptam aos padrões normais de atendimento e pagam por essa exclusividade.

- *Divulgação*: a inauguração do estúdio deve ser bem elaborada, para que boa parte dos convidados sejam pessoas com o perfil da clientela a ser atendida. O investimento principal, no entanto, deve ser feito por meio de cartões, *folders*, *merchandising* e ações sociais que criem uma imagem de qualidade do estúdio. Nesse ramo, a propaganda boca a boca é muito melhor e mais eficiente do que qualquer comercial ou mala direta. As páginas de relacionamento têm sido usadas com bastante sucesso nesse tipo de ação.

- *Aspectos legais*: como todo negócio, um estúdio de *personal training* precisa ser registrado, seguindo as exigências legais de abertura e funcionamento. Nesse sentido, contratar um contador torna-se importante.

- *Despesas mensais*: elas variarão de acordo com a estrutura adotada pelo empreendedor, pois o valor do aluguel será diferente em cada região e proporcional às dimensões e tipo de imóvel. Normalmente, as despesas básicas são praticamente padronizadas, como energia elétrica, água, honorários do contador e da faxineira, taxas bancárias de conta jurídica e produtos para manutenção e limpeza geral.

Por experiência, é consistente e possível o retorno do capital investido em cerca de vinte quatro meses. A taxa de lucro sobre o faturamento nesse setor varia em torno de 15% ao mês, o que pode ser considerado como boa. Como esse tipo de negócio fora das academias ainda é pouco explorado, dentro de alguns anos este cenário irá mudar, em razão dos resultados financeiros positivos proporcionados por investimentos relativamente baixos.

Vale ressaltar que quando se trabalha em algo de que não se gosta ou em que não se acredita, mínimas serão as chances de sucesso.

Bons negócios!

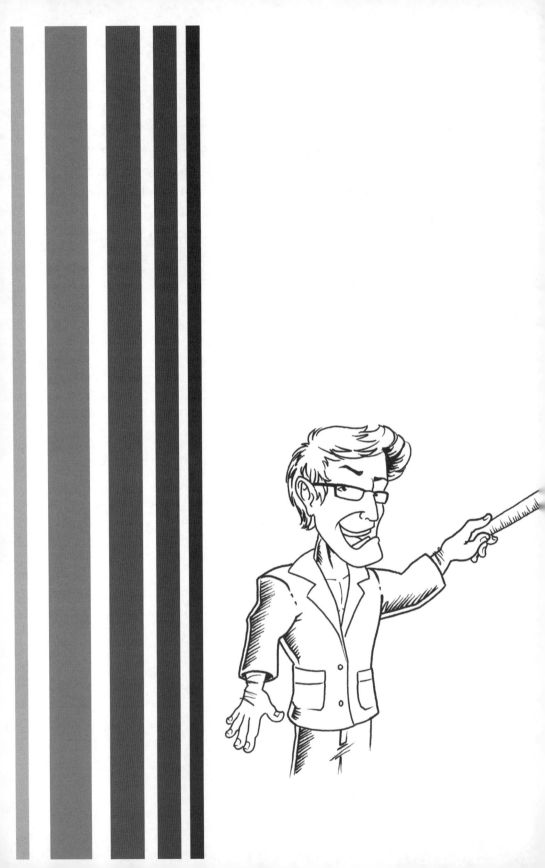

8

Tópicos importantes para a prescrição do treinamento personalizado

Fabiano Pinheiro Peres

■■■ 8.1 Musculação

8.1.1 Os benefícios da musculação na reabilitação física e na qualidade de vida

O organismo humano sofre várias alterações biológicas, psicológicas e sociais ao longo da vida, dependendo de diversos fatores, como genético, estilo de vida, enfermidades e outros. O processo natural do envelhecimento somado a um estilo de vida sedentário aumenta a chance do indivíduo se tornar doente no período da velhice.

Vale salientar que o envelhecimento é um processo biológico natural, que não deve ser confundido com um processo em que sempre aparecerá algum tipo de doença.

O fato é que é na velhice que as doenças aparecem de uma forma mais pronunciada, levando muitos a interpretarem que todas as pessoas, quando idosas, ficarão doentes. Mas isso não é verdade, ou seja, velhice não é doença!

Somente quando se tem um envelhecimento somado a um estilo de vida sedentário é que se pode concluir que a grande maioria das pessoas terá alguma patologia associada a esses dois fatores.

Uma observação importante é que se deve considerar o termo *reabilitação física* não somente para pessoas com alguma patologia, mas também no momento em que se está montando um programa de treinamento para pessoas sedentárias e que nunca praticaram exercício físico de uma forma regular, ou que há muito tempo não praticam qualquer atividade sistemática e organizada. Desse modo, classificam-se esses indivíduos como especiais, e não somente como cardiopatas, hipertensos, diabéticos etc.

Um indivíduo que procura um profissional de Educação Física para iniciar um programa de treinamento sistematizado, organizado, visando a uma melhor qualidade de vida, mas que nunca o fez, deve apresentar algumas limitações. Provavelmente, ele deverá estar com as articulações instáveis, com fraqueza muscular, falta de flexibilidade, de força, baixa capacidade cardiorrespiratória. Aparentemente, ele não precisaria estar com nenhuma doença associada ainda, mas pelo simples fato de estar bem debilitado fisicamente, é necessário considerá-lo especial, alterando toda a programação do treinamento para que esta seja feita de uma forma mais específica e com mais cautela.

A reabilitação física é todo um processo de devolução da capacidade funcional dos indivíduos, e não somente controle de doenças como hipertensão, diabetes, cardiopatias, osteoporose etc.

Em um interessante estudo realizado por Medina (1993), o autor verificou grupos de indivíduos, residentes na grande São Paulo, com idade acima de 60 anos. Nesse estudo, o autor observou que 27% dos avaliados não conseguia utilizar os serviços de transporte urbano independentemente; 10% dos avaliados não conseguia se deslocar para fora de suas casas, ou mesmo fazer coisas simples, como tomar seus remédios; 5% não conseguia colocar a própria roupa e; mais de 3,5% não conseguia levantar de suas camas. Isso mostra, de uma forma nítida, que a falta de força e de resistência muscular estão diretamente ligadas à dependência de outras pessoas para a realização de tarefas simples do dia a dia, diminuindo, portanto, a qualidade de vida de uma pessoa.

Corroborando com Medina, outras pesquisas investigaram que um repouso prolongado pode reduzir a aptidão física dos indivíduos, mostrando que, em apenas uma semana de imobilização, o músculo pode reduzir mais de 30% do tônus total. Isso demonstra que a falta de exercícios físicos regulares pode ser um fator muito importante no processo de perda da mobilidade e na diminuição da capacidade funcional (Gordon, 1993).

Hall e Brody (1999) citam que a diminuição da capacidade aeróbia em idosos é secundária à diminuição da função muscular, o que implica dizer que melhorar a capacidade de força do músculo do idoso facilitará seu processo de aumento da capacidade aeróbia. Outro fator que deve ser considerado é que os exercícios com pesos, realizados de forma regular, auxiliam no aumento da força dos músculos dos membros inferiores. Eles ajudam, por exemplo, a aumentar a estabilidade das articulações, diminuindo a degeneração das articulações comprometidas pela artrose, controlando o impacto do pé contra o solo durante a marcha, reduzindo o estresse sobre a articulação do joelho, diminuindo a dor e a necessidade de cirurgia nos casos mais severos (Tufts University Health & Nutrition Letter, 1997).

Topp (2003) realizou um estudo de caso com uma mulher de 78 anos. Essa senhora havia sido tratada farmacologicamente em razão de problemas crônicos de saúde e apresentava sérias limitações em suas habilidades funcionais. A paciente participou durante dezesseis semanas de um programa regular de exercícios, incluindo os aeróbios e os exercícios com peso. Os resultados mostraram um aumento significativo de sua capacidade aeróbia, força e, especialmente, aumento de suas habilidades funcionais diárias, além da diminuição dos sintomas de dor. Esse estudo indica que idosos com problemas crônicos também podem se beneficiar ao participarem de um programa regular de exercícios físicos, sobretudo, quando se incluem exercícios com peso.

Muitos estudos científicos relatam que quando se pensa em qualidade de vida, vale destacar que a quantidade recomendada de exercícios para reduzir significativamente o risco de doenças é consideravelmente menor que a necessária para desenvolver e manter altos níveis de aptidão física.

8.1.2 A musculação e a saúde do sistema cardiovascular

Muito se fala sobre os benefícios da musculação sobre o sistema cardiovascular. Trabalhos realizados por laboratórios de fisiologia do exercício, de reabilitação cardíaca, clínicas específicas, hospitais do mundo inteiro e revistas científicas internacionais continuam mostrando os reais benefícios desse tipo de atividade física especialmente para o sistema cardiovascular. Mesmo sabendo de tudo isso, vários profissionais da área da saúde acabam *desacreditando* dos reais benefícios. Mas, por quê?

A musculação sempre foi alvo de muitas críticas. Comentários do tipo "não serve para nada", "interrompe o processo de crescimento", "deixa a mulher masculinizada", "todo praticante usa hormônios para aumentar a massa muscular" etc. são ainda muito comuns. No entanto, o que se fala não passa de mito, ou seja, não tem nenhum embasamento científico. Aliás, é essa falta de embasamento científico que leva a essas falsas afirmações. Os exercícios aeróbios, há muito tempo, são cultuados como a melhor atividade física para a promoção da saúde e, sobretudo, para a saúde cardiovascular. Entretanto, não existe o melhor ou o pior tipo de exercício e sim um tipo de atividade física capaz de melhorar alguma de nossas capacidades. Exercícios de alongamento melhoram, por exemplo, a flexibilidade do indivíduo; o treinamento aeróbio melhora a capacidade aeróbia específica; se o indivíduo nada, ele melhorará sua capacidade aeróbia na natação; se ele corre, melhorará sua capacidade aeróbica na corrida e; se ele treina musculação, melhorará sua força e resistência muscular, aumentará a sua massa óssea etc. A musculação, vale lembrar, melhora muito pouco a capacidade aeróbia, assim como os exercícios aeróbios praticamente não influenciam no aumento de massa magra e na manutenção de massa óssea. Desse modo, aqueles *profissionais* que dizem que exercícios aeróbios são os mais aconselháveis para a reabilitação cardíaca e/ou aumento da qualidade de vida, estão *redondamente* enganados. Como já foi dito, atividades aeróbias melhoram a capacidade aeróbia. Mas, e o resto? Força para levantar pesos dentro de casa, nas atividades rotineiras, passear com os netos, virar-se sozinho na ausência de parentes para ajudá-los em alguma coisa?

Enfim, ao se dizer o que um idoso precisa fazer para manter suas funções vitais adequadas para uma vida com qualidade, pode-se facilmente escrever vários livros.

O intuito deste tópico é simplesmente mostrar os benefícios que o trabalho com pesos traz para a saúde cardiovascular. A seguir, dois itens serão exemplificados:

- *O coração como uma bomba muscular*: durante uma atividade com pesos, os batimentos por minuto são bem menores que em uma atividade aeróbia (não se fala de treinamento intenso, mas do uso da musculação para a reabilitação cardiovascular), ou seja, o DP (duplo produto: um medidor de estresse causado pelo exercício, uma maneira de quantificar a carga que o coração recebe durante uma determinada atividade física) durante uma atividade com pesos é menor, sobrecarregando menos o coração. Sobrecarregar menos o coração significa poupar trabalho mecânico para executar uma determinada função, no caso, menos batimentos cardíacos.

- *Retorno venoso facilitado*: a baixa pressão do sistema venoso (veias) cria um problema especial, que é solucionado, em parte, por uma característica ímpar das próprias veias. Dentro das veias existem várias válvulas finas, membranosas, em forma de asas, distribuídas a pequenos intervalos dentro delas, permitindo apenas o fluxo unidirecional do sangue na direção do coração. Em virtude da baixa pressão do circuito venoso, as minúsculas contrações musculares comprimem prontamente as veias. A compressão dos músculos sobre as veias, o relaxamento alternativo delas e a ação unidirecional de suas válvulas proporcionam uma ação de *ordenha*, semelhante à ação do coração (McArdle, Katch e Katch, 2008). Assim, se a massa muscular torna-se mais forte mediante a realização de exercícios com pesos (musculação), isso facilitará e muito o retorno venoso, aumentando também o enchimento das cavidades cardíacas (mais sangue chega ao coração), fazendo que, em uma mesma quantidade de batimentos cardíacos, o coração consiga ejetar uma quantidade maior de sangue, sobrecarregando menos o miocárdio (músculo do coração). Teoria esta explicada por Frank e Starling, dois grandes fisiologistas que descreveram o mecanismo "facilitação do retorno venoso pela bomba muscular" em que, quanto maior a força de um determinado grupo muscular, maior a capacidade de *ordenha* de retorno do sangue para o coração (denominada teoria de Frank-Starling) (McArdle, Katch e Katch, 2008). Isso significa que, se o treinamento com pesos favorece o aumento da força, isto é mais um fator que comprova a eficácia desse tipo de atividade para a reabilitação cardiovascular.

Conclui-se, portanto, que os exercícios com pesos podem e devem ser aplicados para esse fim específico, promovendo um aumento da qualidade de vida, pois é uma ferramenta segura e comprovada cientificamente.

8.1.3 A musculação aumentando a qualidade de vida dos pacientes portadores de diabetes *mellitus*

O diabetes *mellitus* (ou diabetes melito) é um distúrbio do metabolismo dos carboidratos, caracterizado por níveis elevados de açúcar no sangue (hiperglicemia) e da presença de açúcar na urina (glicosúria), podendo ser classificado em duas categorias:

- *Diabetes tipo I*: neste caso, as células beta (células secretoras de insulina) do pâncreas são destruídas. Tal destruição pode ser causada pelo próprio sistema imunológico do indivíduo, como pode ser pela própria degeneração das células beta, ou, até mesmo, pela susceptibilidade das células beta ao vírus.

- *Diabetes tipo II*: neste caso, a secreção de insulina é retardada ou reduzida. Ocorre também uma diminuição da ação da insulina nos tecidos-alvos (no nosso caso específico, o tecido muscular) e, por último, uma produção excessiva de glicose pelo fígado.

Quando o diabético está com a glicemia controlada, diz-se que ele está controlado ou compensado. Caso contrário, ele está descontrolado ou descompensado.

O diabético tem o que se pode chamar de *desequilíbrio metabólico*, que gera algumas doenças associadas a ele:

- doença coronariana;
- doença cerebrovascular;
- hipertensão;
- doença vascular periférica;
- problemas renais;
- cegueira.

Fisiologicamente, de que modo o exercício físico pode contribuir para o aumento da qualidade de vida dos portadores de diabetes?

Dentro das células existe o que se chama de transportadores de glicose ou GLUT. As fibras musculares contêm GLUT 1 e GLUT 4, em que grande parte da glicose durante o repouso penetra na célula via GLUT 1. Com altas concentrações sanguíneas de glicose ou de insulina, como a que ocorre após a ingestão ou durante o exercício, as células musculares recebem glicose pelo transportador GLUT 4. A ação deste transportador é mediada por um segundo mensageiro, estimulado pela contração muscular que permite a migração da proteína GLUT 4 intracelular para a superfície a fim de promover a captação de glicose. O fato de que GLUT 4 se movimente até a superfície da célula por meio de um mecanismo em separado, que depende da insulina, é consistente com as observações de que os músculos ativos podem captar glicose sem insulina (McArdle, Katch e Katch, 2008). Sabendo que a *contração muscular* estimula a translocação do transportador de glicose para a membrana celular que, por sua vez, facilita a entrada de glicose para dentro da célula, independente da concentração de insulina plasmática, isso significa que o exercício físico contribui e muito na tentativa de manter a glicemia constante, tornando os diabéticos com a glicemia normalizada.

O que explica esse estímulo da translocação do GLUT 4 para a superfície da membrana seria sinalizado pelo aumento da quantidade de cálcio livre para o processo de contração muscular. Esse mesmo cálcio que participa do processo de contração muscular estimula os transportadores de glicose, facilitando a entrada da glicose independente da quantidade de insulina circulante.

Outros benefícios do exercício para o indivíduo diabético são:

- Como assinalado anteriormente, a contração muscular facilita a entrada de glicose para dentro da célula, logo, pode-se afirmar que a musculação favorece o controle da glicemia.
- Se a glicose entra na célula, então ela será utilizada como substrato no metabolismo celular.
- Sabe-se que os diabéticos sofrem de acidose metabólica por causa da formação de corpos cetônicos. Corpos cetônicos são formados quando há ineficiência da betaoxidação em transformar ácidos graxos livres em acetil COA – que penetra no ciclo de krebs para a obtenção de energia via metabolismo aeróbio. A betaoxidação, no entanto, ocorre somente de forma correta, ou seja, sem a formação de corpos cetônicos, se a glicose entrar na célula, pois a glicose é degrada e também gera acetil COA. Esse acetil COA gerado pela via glicolítica ajuda, de forma bem complexa, a betaoxidação ocorrer sem a formação de corpos cetônicos.
- Desse modo, as células utilizarão a glicose (manutenção da glicemia em diabéticos) e aumentarão a eficiência do metabolismo lipídico, ajudando no processo de emagrecimento.
- *Gasto energético*: Wilmore e Costill (2001) alertam que a atividade aeróbia de baixa intensidade não leva necessariamente ao maior gasto de calorias derivadas das gorduras. O mais importante é que o *gasto energético total* para determinado período de tempo é muito menor que na atividade aeróbia de alta intensidade. Ou seja, quando em atividade física acima de 70% de intensidade (média), utilizam-se mais carboidratos que gorduras como fonte direta de energia. Isso não quer dizer que, para emagrecer, seja preciso realizar esforços leves a moderados (em média 50% de intensidade). É necessário levar em

consideração o gasto energético total (durante todo o dia). Como uma atividade mais intensa leva ao maior gasto energético total diário (mesmo que durante o exercício sejam utilizados mais carboidratos do que gorduras), o gasto calórico total de todo um dia de trabalho será maior e o indivíduo emagrecerá, desde que ele esteja gastando mais calorias do que ingerindo. Mas quando se fala de intensidade de exercício, é preciso tomar cuidado, sobretudo com diabéticos. Por isso, a *musculação* é o método de treino mais adequado para o aumento da qualidade de vida, especialmente no que se refere a *gasto energético*.

- *Manutenção e aumento da massa magra*: independente de quem esteja realizando os exercícios com peso, uma das principais adaptações fisiológicas seria o aumento da massa magra. Esse crescimento da massa muscular leva ao maior gasto energético total. Mas como isso ocorre? Quanto maior a massa muscular, maior será o gasto energético e, especialmente, o que ocorre durante o sono, chamado *metabolismo basal*. O metabolismo basal é a quantidade de energia gasta para as funções vitais como respiração, reparação tecidual etc., e também o gasto energético para manter a massa muscular, que, quanto maior, maior também será o gasto energético. Mas o que as gorduras têm a ver com isso? É que durante o sono libera-se um hormônio chamado GH (hormônio do crescimento) e uma de suas funções é gerar lipólise (quebra das gorduras), passando a ser um macronutriente muito utilizado para gerar energia durante o sono. Se o paciente diabético inicia um programa com pesos, ocorrerá o aumento da massa muscular e, ao longo de alguns meses, esse mesmo indivíduo estará gastando mais gorduras durante o sono. Esse aumento de massa muscular gera outras vantagens.

- *Controle da pressão arterial*: a partir do momento em que o diabético realizou um programa de exercícios com pesos, ele estará com a musculatura dos membros inferiores mais forte, o que fará que a ação da bomba muscular seja mais eficiente. Mas, o que significa bomba muscular? O retorno venoso (retorno do sangue para o coração) é facilitado pelos músculos da seguinte forma: quando ocorre a contração muscular, os músculos apertam as veias para que o sangue retorne dos membros inferiores. Desse modo, se um determinado músculo estiver mais forte, uma quantidade maior de sangue chegará às câmaras do coração. Ao se comparar dois indivíduos, um deles com massa muscular fortalecida, este estará sobrecarregando menos seu coração.

Durante a caminhada em lugares com subidas, escadas, aclives acentuados, quando nosso aluno/paciente estiver *fortalecido*, ele terá facilidade de executar esse tipo de tarefa, pois utilizará um menor número de fibras musculares, estimulando menos ergoceptores, as estruturas responsáveis por iniciar reflexos de elevação da frequência cardíaca e de pressão arterial. Consequentemente, a pressão arterial estará reduzida para uma mesma intensidade.

▮▮▮ 8.2 Alongamento

Muito se fala da importância do alongamento antes e depois de qualquer tipo de atividade física. Mas será que é tão simples assim?

O alongamento é um exercício físico para manter ou aumentar a flexibilidade. Exercícios de alongamento podem ocasionar deformação elástica no tecido (que recupera a extensão original após liberar a tensão, ou a deformação plástica que não retorna o tecido a seu tamanho original após liberar a tensão).

A deformação elástica é simplesmente o processo tido como alongamento. Ela ocorre quando há aumento da amplitude de movimento por causa da utilização de exercícios de alongamento de uma forma mais intensa.

Uma pergunta se faz necessária: deve-se sempre realizar exercícios de alongamento antes de qualquer atividade física, em qual intensidade?

É necessário ter sempre muita cautela para responder esse tipo de pergunta. Primeiramente, convém responder e esclarecer algumas dúvidas frequentes.

- O alongamento, dependendo da forma que é aplicado, terá uma função específica. Ou seja, a intensidade da execução dos exercícios de alongamento é que define seu objetivo de ação.

- Se a intensidade de execução dos movimentos de alongamento é muito alta, o objetivo é, então, aumentar o arco de movimento de uma determinada articulação (aumento da flexibilidade).

- Se os exercícios de alongamento estão sendo realizados de forma leve a moderada, sem muita exigência da musculatura envolvida, o objetivo é aquecer e/ou manter o arco de movimento (manutenção da flexibilidade).

- Todo programa de atividade física deve possuir um planejamento com os cronogramas das aulas, carga, volume, intensidade etc., ou seja, uma organização, uma periodização. Assim, também se deve aplicá-lo nos exercícios de alongamento.

O excesso de alongamento antes do treino com pesos pode diminuir a interação das pontes cruzadas com os sítios de ligação dos miofilamentos, estruturas responsáveis pela contração muscular. Isso pode iniciar um treinamento com pesos de forma inadequada, com uma menor capacidade de contração, podendo até levar à lesão muscular.

Quando o treino com pesos for executado de maneira muito intensa em um dia específico, não se pode dizer que o alongamento seja necessário após essa sessão. Na verdade, o excesso de alongamento em tal situação pode levar à lesão.

Esse exemplo não é somente para treinos com peso. Para qualquer atividade física feita de forma muito intensa, como ginástica localizada, *jump*, ciclismo *indoor* etc., o alongamento deve ser feito com muita cautela para não haver risco de lesão. O máximo que deve ser feito é um leve estiramento da musculatura envolvida (bem leve mesmo).

Às vezes, o aluno quando chega em casa, percebe que está dolorido e essa dor pode ser um sintoma de uma lesão por excesso de alongamento depois de atividade muito intensa, e não por causa da própria atividade em si.

Muitas pessoas acreditam que o alongamento sempre deve ser realizado, independentemente do tipo e da intensidade da atividade, e quando é perguntado se se deve fazer antes ou depois, a resposta é sempre a mesma: antes e depois. Mas, após os exemplos citados anteriormente, percebe-se que não é tão simples assim.

O que deve ficar bem claro é que a execução do alongamento deve ter um objetivo (manutenção ou aumento da flexibilidade) e que, dependendo do treino, se este for realizado de uma forma muito intensa, o alongamento pós--treino, muitas vezes, não será bem-vindo.

Para finalizar, caso se queira executar exercícios de alongamento com a finalidade de aumentar a amplitude (flexibilidade), é necessário executá--los em um dia específico e não cometer o erro de treinar força, por exemplo, e no mesmo dia querer aumentar a flexibilidade do mesmo segmento corporal. Se o treino for executado de forma leve é importante a realização do alongamento.

É ainda válido esclarecer que a ideia de que a musculação encurta a musculatura não passa de um mito. O que leva ao encurtamento muscular é a falta de exercícios de alongamento.

Este assunto é polêmico, mas para discutir se é certo ou errado, é importante lembrar que para tudo que foi citado existe um respaldo científico. O alongamento é uma ciência a ser sempre estudada e que não deve ser executado de uma forma simples e rotineira. Os alongamentos são exercícios necessários, mas devem ser realizados de forma consciente.

▮▮▮ 8.3 Estrutura musculoesquelética

Nosso corpo possui mais de 600 músculos esqueléticos com vários níveis de organização. Esse tipo de organização depende dos envoltórios de tecido conjuntivo fibroso (endomísio, perimísio e epimísio). O *endomísio* envolve cada fibra muscular, o *perimísio* circunda um feixe de até 150 fibras que recebe a denominação de *fascículo*. A última fáscia de tecido conjuntivo que circunda o músculo inteiro é chamada de *epimísio*. O epimísio vai se afunilando em suas extremidades e acaba se unindo ao periósteo (cobertura mais externa dos ossos), formando os *tendões*. De um modo geral, são essas estruturas que necessariamente precisam de um leve aquecimento para iniciar uma atividade física como a musculação. Assim, quando a temperatura corpórea está mais baixa (musculatura em repouso), essas fáscias tendem a ter uma viscosidade maior, o que dificulta muito os movimentos específicos e diminui o grau de flexibilidade da musculatura envolvida. Com exercícios de aquecimento (pular corda, corrida leve e até o próprio alongamento) realizados moderadamente, pode-se promover o aumento da temperatura corpórea.

Toda vez que se realiza qualquer tipo de movimento, libera-se na forma de calor (40% em média ou até mais) a energia produzida em nosso metabolismo, elevando, assim, a temperatura corpórea e diminuindo a viscosidade dos envoltórios de tecido conjuntivo. Consequentemente, os movimentos serão realizados de maneira mais fácil de forma proporcional ao aumento da temperatura corporal. Por isso, deve-se sempre realizar pequenas sessões de aquecimento para o início de qualquer tipo de atividade física.

No que se refere às articulações sinoviais (a maioria das nossas articulações são do tipo sinovial), o processo é basicamente o mesmo. Com a realização de exercícios de aquecimento feitos previamente, ocorre o aumento da quantidade de líquido sinovial nas articulações envolvidas, lubrificando-as e facilitando, assim, a execução do movimento.

▌▌▌ 8.4 Hipertrofia

Ultimamente, as células satélites têm sido cada vez mais estudadas com o intuito de entender com mais clareza quais são suas reais funções dentro de cada fibra muscular. Debaixo do endomísio e circundando cada fibra muscular existe o *sarcolema*, que é uma membrana fina e elástica que envolve o conteúdo celular de cada fibra. No *sarcolema*, existe uma *membrana plasmática* (plasmalema) e uma *membrana basal*. Entre essas membranas basais existem as células satélites que são também chamadas de células tronco miogênicas, que atuam no crescimento celular regenerativo (após uma microlesão, por exemplo) e, *possivelmente*, nas adaptações ao treinamento com exercícios.

O pensamento atual sobre as células satélites indica que a ativação do músculo por meio de treinamentos específicos e em longo prazo (de vários meses a vários anos) estimula as células satélites até então *adormecidas* debaixo da membrana basal da fibra muscular. Assim, essas células passam a se proliferar e a se diferenciar para ocorrer a formação de novas fibras. A fusão do núcleo dessas células satélites e sua incorporação às fibras musculares preexistentes permitem provavelmente a essas fibras que sintetizem mais proteínas para formar miofibrilas adicionais (Putman et al., 1999; Yan, 2000). Esta é uma teoria que precisa ser mais bem elucidada, mas tudo indica ser um dos fatores que influenciam o aumento da *performance* de atletas de alto nível ao longo dos anos – tanto os de *endurance* (provas de longa duração) quanto os atletas de força (musculação).

■■ 8.5 Síndrome do supertreinamento

A grande maioria dos atletas de alto nível acredita que mais treinamento sempre produz melhora dos resultados esperados. O treinamento intenso e com bastante volume durante um período prolongado pode levar a um declínio do desempenho, tanto psicológico quanto fisiológico, condição esta denominada de *síndrome do supertreinamento*.

Segundo Wilmore e Costill (2001), apesar das causas da quebra no desempenho não serem totalmente compreendidas, o supertreinamento frequentemente parece estar associado aos períodos de excesso de treinamento. Quando a carga de treinamento é muito intensa ou o volume de treinamento ultrapassa a capacidade do corpo de recuperação e de adaptação, o organismo apresenta mais catabolismo (degradação) do que anabolismo (acúmulo).

Há casos em que o treinamento intenso, realizado de forma consciente, como em atletas de alto nível, pode levar à fadiga. No entanto, isso não equivale a afirmar que, esse atleta teve uma ocorrência de supertreinamento (ou *overtraining*). Na verdade, é comum esses atletas treinarem próximos de seus limites fisiológicos em algum período específico do treinamento, mesmo estando bem alimentados, descansados e/ou suplementados de uma forma correta. Nesses casos, um ou dois dias de descanso e uma dieta rica em carboidratos resolvem tranquilamente.

No entanto, quando alguns sintomas de fadiga ocorrem, como cansaço intenso, fraqueza, falta de estímulo para treinar mesmo estando afastado por alguns dias, é melhor ficar atento, pois o atleta pode estar sofrendo da *síndrome do supertreinamento* (ou *overtraining*).

Se houve uma queda abrupta do rendimento atlético, é bem provável que o treinamento tem algo errado. Isso é muito grave, sobretudo quando se leva em consideração que essa percepção é subjetiva e, muitas vezes, é identificável apenas após ter ocorrido um comprometimento do desempenho. Wilmore e Costill (2001, p. 389) comenta algo muito importante sobre esse assunto:

> os sintomas da síndrome do supertreinamento são altamente particularizados e subjetivos, de modo que não podem ser compreendidos de maneira universal. A presença de vários sintomas é suficiente para alertar o técnico ou o treinador de que um atleta poderia estar apresentando sinais de treinamento excessivo.

Entre outros sintomas da síndrome do supertreinamento, incluem-se:

- Pressão arterial elevada;
- Diminuição do apetite e perda de peso corporal;
- Resfriados e reações alérgicas;
- Náuseas ocasionais;
- Insônia;
- Frequência cardíaca de repouso alterada.

Muitos autores ainda afirmam que o desejo de vencer, o medo do fracasso, os objetivos elevados não realistas e outras expectativas podem ser fontes de um estresse emocional intolerável. Assim, toda tensão psicológica que o atleta sofre ao longo de toda a temporada competitiva pode levar a uma perda do desejo de competir e do entusiasmo pelo treinamento.

É importante salientar que os fatores fisiológicos responsáveis pelos efeitos prejudiciais do supertreinamento não são completamente compreendidos. São necessários mais estudos para entender essa síndrome que acomete muitos atletas de alto nível e praticantes de atividades físicas que treinam de forma exagerada por acharem que quanto mais se treinar maior será seu rendimento.

McArdle, Katch e Katch (2008) atestam que a periodização apropriada do treinamento contribui de maneira significativa para prevenir a síndrome do supertreinamento. Mais especificamente, os técnicos e os atletas devem proporcionar uma recuperação adequada durante os ciclos de treinamento mais intenso. Os autores ainda lembram que a nutrição torna-se particularmente importante durante o treinamento árduo, devendo ser enfatizado, especialmente, o reabastecimento de glicogênio (tempo de recuperação suficiente com a suplementação de carboidratos dietéticos) e a reidratação.

∎∎∎ 8.6 Treinamento feminino

8.6.1 Influência do ciclo menstrual

Algumas mulheres atletas apresentam alterações na sua capacidade de desempenho em qualquer período do ciclo menstrual e, muitas vezes, ocorre-lhes uma diminuição considerável da *performance* em alguma fase do ciclo.

Antes de discutir a influência do ciclo menstrual na *performance* de atletas, é válido relembrar as fases do ciclo menstrual:

1) *Fase menstrual (fluxo)*: dura cerca de cinco dias, período em que o endométrio (revestimento uterino) é descolado, ocasionando o fluxo menstrual.

2) *Fase proliferativa*: o útero é preparado para a fertilização durante mais ou menos dez dias. Nesta fase, o endométrio fica mais espesso e os folículos ovarianos amadurecem. Ela termina quando um folículo amadurece e se rompe, liberando o óvulo (ovulação). As fases 1 e 2 correspondem à fase folicular do ciclo ovariano.

3) *Fase secretória*: corresponde à fase lútea do ciclo ovariano e dura de dez a quatorze dias, quando o útero se prepara para a gravidez. Neste período, o folículo está vazio (corpo lúteo), e ocorre a secreção dos hormônios progesterona e estrogênio.

Pelo fato de haver secreção de diferentes hormônios e diferentes concentrações ao longo do mês, algumas mulheres atletas acabam sentindo essas alterações em seus treinamentos, influenciando, de forma positiva ou negativa, suas *performances* atléticas. No entanto, essas alterações são individuais e difíceis de serem quantificadas. Muitos estudiosos concordam que as alterações do desempenho atlético apresentado durante as diferentes fases do ciclo menstrual estão sujeitas a uma variação individual considerável. Algumas mulheres, segundo esses estudiosos, não apresentam nenhuma alteração perceptível na sua capacidade de desempenho, independentemente do ciclo menstrual. Outras, no entanto, apresentam uma dificuldade considerável em diferentes períodos do ciclo (Wilmore e Costill, 2001).

O que se fala muito na literatura científica é que a melhor fase do ciclo menstrual para se obter um bom desempenho atlético é imediatamente à menstruação até o 15° dia. Outros estudos, por sua vez, demonstraram que o desempenho é melhor durante o período menstrual.

Cientificamente, pouco se sabe sobre essas alterações na *performance* de mulheres atletas, pois muitas informações tomam como base casos subjetivos ou investigações informais.

Tal *confusão* de estudos sobre a interferência do ciclo menstrual na *performance* de atletas se deve muito à falta de trabalhos científicos com mulheres atletas em praticamente todas as modalidades desportivas. O simples fato de elas terem essas oscilações hormonais ao longo do mês faz que muitos pesquisadores utilizem sempre atletas masculinos em suas pesquisas.

É aconselhável, no entanto, que as mulheres atletas e/ou mulheres que praticam exercícios de forma regular diminuam consideravelmente o volume e a intensidade dos exercícios quando estiverem com alguns dos sintomas da TPM (tensão pré-menstrual) ou dismenorreia (cólica forte durante o período menstrual). Fisiologistas indicam a utilização de contraceptivos orais em baixa dose. No entanto, antes de qualquer atitude, deve-se procurar um médico especializado em medicina esportiva para tentar diminuir os sintomas causados pelo ciclo menstrual como forma de conservar os níveis de treinamento constantes e não prejudicar a *performance*.

8.6.2 Efeitos do treinamento intenso na saúde da mulher atleta

Quando se fala em atletas de alto nível, muitos associam a ideia de qualidade de vida a uma saúde bem acima dos indivíduos considerados normais ou *mortais*. Mas, na verdade, não é bem assim.

Pode-se comparar os atletas de alto nível a um carro de Fórmula 1, e as pessoas que praticam uma atividade física de forma regular sem o intuito de competir, visando apenas ao aumento de suas capacidades físicas, a um carro de passeio comprado em uma concessionária. Os carros de Fórmula 1 são exigidos ao extremo, sendo necessária, às vezes, a reposição de peças após algumas voltas, em um determinado circuito. Já os carros de passeio (quando utilizados de forma correta) duram muitos anos, sendo somente necessário realizar as manutenções que os fabricantes recomendam. Tudo isso pode parecer uma analogia sem nexo, mas, na verdade, é o melhor exemplo para explicar o que os atletas de alto nível fazem com seu organismo.

Os atletas, tanto os homens quanto as mulheres, visam apenas a ótimos resultados. Para tanto, eles têm de passar por treinamentos muito intensos ao longo de toda a temporada. É difícil, por exemplo, imaginar o tanto de treinamento que os fisiculturistas, homens e mulheres, têm de realizar para desbancar seus adversários em um campeonato em que estão os melhores do mundo.

Algumas mulheres podem sofrer de uma síndrome chamada de *tríade da mulher atleta*, mas que alguns pesquisadores preferem chamar de *tríade da mulher*, pois essa síndrome de distúrbios acomete também mulheres fisicamente ativas na população geral, que não se enquadram no modelo da atleta competitiva típica (McArdle, Katch e Katch, 2008). O nome *tríade* se refere às três grandes alterações orgânicas que acometem essas atletas: *osteoporose, alimentação desordenada* e *amenorreia*. É provável que muitas mulheres jovens que participam de desportos venham a sofrer de pelo menos um dos distúrbios da tríade, especialmente o da alimentação desordenada. Por isso, muitos pesquisadores concordam que, pelo fato de a mulher atleta treinar intensamente, sem uma alimentação adequada, essa síndrome pode levá-la a outras alterações, como osteoporose e amenorreia.

Todos os problemas da atleta são agravados com a ingestão precária de nutrientes necessários a ela. Esse comportamento acaba proporcionando uma ingestão insuficiente de cálcio, levando-a à *osteoporose*, muitas vezes. A osteoporose, por sua vez, acaba reduzindo os benefícios dos exercícios para a manutenção da massa óssea em razão da *alimentação desordenada*.

A falta de menstruação (*amenorreia*) está associada à diminuição abrupta do peso corporal (especialmente a diminuição do tecido adiposo) em desportos, como o fisiculturismo, as corridas de longa distância, o balé, a ginástica etc. Mas por que motivo a menstruação é interrompida pelo simples fato do tecido adiposo diminuir para percentuais muito baixos?

O tecido corporal baixo significa perda de peso e, muitas vezes, uma diminuição do tecido gordo. Isso unido a uma alimentação precária, como dito anteriormente, diminuirá a síntese de estrogênio (hormônio importante para o ciclo menstrual). A síntese de estrogênio depende de lipídios para a sua formação, interrompendo a menstruação, o que torna o ciclo menstrual irregular, síndrome esta chamada de oligomenorreia.

Por isso, as mulheres têm um percentual de gordura considerado excelente de 15% (bem acima dos homens, que fica, em média, entre 7% e 10% – dependendo do estilo de vida e da modalidade desportiva do praticante, esse número pode ser maior ou menor). O hormônio estrogênio não é somente importante para o ciclo menstrual, aliás, sua principal função dentro do metabolismo é proporcionar a fixação e a absorção de cálcio nos ossos. Pesquisadores admitiram que a disfunção menstrual repetida produzia uma massa óssea permanentemente abaixo do ideal durante a vida inteira (Drinkwater, Bruemner e Chesnut, 1990). Essa condição fazia aumentar o risco das mulheres virem a desenvolver osteoporose precoce e fraturas de estresse, até mesmo depois que as atividades atléticas competitivas eram interrompidas.

O Colégio Americano de Medicina do Esporte recomenda uma intervenção não farmacológica no momento em que ocorre o aparecimento desses sintomas, como:

1) Reduzir a intensidade do treinamento em, no mínimo, 20%;
2) Aumentar a ingestão e realizar dietas compatíveis com o gasto dentro de seus treinamentos;
3) Manter a ingestão de cálcio em 1.500 mg.

É claro que com uma atividade física realizada dentro dos princípios científicos do treinamento, bem planejada, utilizando conhecimentos de fisiologia do exercício e, o mais importante, respeitando a individualidade e particularidade da mulher atleta, a probabilidade dessa síndrome ocorrer será menor. Por isso, não somente as mulheres atletas, mas aquelas que praticam exercícios de forma regular, devem sempre procurar orientação de profissionais de Educação Física bem qualificados para não correr esse risco.

■■■ 8.7 Lactato sanguíneo e dor muscular tardia

Após dois dias de uma sessão de treinamento, realizada de forma muito intensa, ou seja, acima do limite individual de cada atleta, pode ocorrer um fenômeno conhecido como dor muscular tardia.

Segundo Weineck (1991), os sintomas de dor muscular tardia são: musculatura inchada, dura, enrijecida, sensível ao ser tocada, dolorida a cada tentativa de se movimentar e incapaz de trabalhar em grandes esforços. Mas, afinal, qual é o mecanismo fisiológico que leva ao aparecimento da dor muscular tardia?

Durante muito tempo, acreditava-se que o principal causador seria o acúmulo de lactato no tecido muscular. Já a partir de 1983, grandes pesquisadores demonstraram, em diversos artigos científicos, que esta era uma afirmativa falsa.

Toda vez que uma atividade física é realizada de forma muito intensa, ocorre o aumento da concentração de lactato (conhecido como acidose metabólica). Por esta razão, muitos pesquisadores associavam altas concentrações de lactato às dores musculares pós-treinamento. A acidose metabólica desaparece completamente da musculatura cerca de uma ou duas horas após o término das atividades (concentração de lactato em repouso é cerca de 0,7 mmol/l a 1,0 mmol/l), independente da intensidade do treinamento.

Um corredor de quatrocentos metros, por exemplo, em seus treinamentos diários (dentro do seu limite) acumula uma grande quantidade de lactato (em média 15 mmol/l até 22 mmol/l), e não apresenta necessariamente dores musculares após o treinamento.

Existe um trabalho científico clássico que consegue explicar claramente a causa da dor muscular tardia. Armstrong (1982) afirma que um atleta altamente treinado realizou uma corrida em um morro (inclinação de 10%), a uma intensidade de 60% da absorção máxima de O_2 (VO_2máx) (a concentração de lactato nessa intensidade é, em média, de 2 mmol/l, podendo variar para mais ou para menos). Esta é uma intensidade considerada fraca para um atleta altamente treinado, visto que o aumento significativo de lactato na musculatura não ocorre, pois, na mesma velocidade em que o lactato é produzido, ele é removido da musculatura (o chamado equilíbrio entre produção e remoção de lactato). Após o treinamento, esse atleta apresentou fortíssimas dores musculares (em média, dois dias).

Em outra sessão de treinamento, o mesmo atleta realizou uma corrida em um plano reto (sem inclinação) a uma intensidade de 80% da absorção máxima de O_2 (VO_2máx) (a concentração de lactato nesta intensidade é, em média, de 4 mmol/l, podendo variar para mais ou para menos). Esta é uma intensidade em que a produção de lactato é maior que seu processo de remoção, ou seja, a concentração desse componente nessa intensidade é maior (em outras palavras, ocorre o início do desequilíbrio entre produção e remoção do lactato). Após o treinamento, o atleta não apresentou nenhum sintoma de dor muscular tardia.

As conclusões a que os autores chegaram eram de que quando as fibras musculares sofrem uma exigência mecânica acima do seu limite (corrida em um plano inclinado), elas ficam mais expostas à dor. Segundo Fridén, Sjöström e Ekblom (1981), a dor muscular tem como origem um microtraumatismo, ocasionado especialmente no tecido conjuntivo muscular, em razão do excesso de exigência muscular local, onde são induzidas as alterações das estruturas musculares, que levam a um grave prejuízo da função contrátil. Essas alterações atingem especialmente as *Bandas Z*, que constituem o ponto mais fraco dentro do sarcômero.

Em outros casos, o mecanismo de formação da dor muscular tardia surge também quando se aplica uma carga que não se está acostumado, como um atleta de fisioculturismo ao realizar um treinamento de escalada.

Weineck (1991) ainda salienta que atletas altamente treinados, ao realizarem uma atividade que não estejam acostumados, mesmo que seja de baixa intensidade, serão atingidos por dores musculares da mesma forma que pessoas não treinadas.

Os autores concluem que, para evitar a dor muscular deve-se aumentar cuidadosamente a carga de trabalho. Com isso, a musculatura esquelética terá tempo para se adaptar de forma funcional às tensões que se formarem.

▉▊▊ 8.8 O que tenho que fazer para crescer?

"O que devo fazer para crescer?" Quantas perguntas como esta já se escutou?

Do mesmo modo, sabe-se também o que muitos querem escutar: "Ah, esse suplemento é muito bom!". É claro que, em alguns casos, o uso de suplementos se faz necessário, mas, como o próprio nome já diz, é um recurso suplementar ao treinamento. Pode-se pensar o seguinte: estuda-se fisiologia do exercício, anatomia, bioquímica, treinamento desportivo, biomecânica, a própria musculação, e parece que tudo isso acaba sendo o "suplemento" dentro de um programa de treinamento.

Dá-se muita importância aos suplementos, mas esse recurso não é e nunca será o fator determinante dentro do treinamento. Assim, o que é o mais importante? Resposta: "O próprio treinamento!". A seguir, algumas dicas serão dadas que, se forem bem trabalhadas, trarão sucesso ao treinamento de qualquer um, pois é ele que proporcionará estímulos ao organismo e, consequentemente, respostas (resultado do treinamento).

A base de toda resposta está respaldada no tripé: treinamento, alimentação e descanso. Se algum desses três itens estiver inadequado, é certo que o treinamento estará indo rumo ao fracasso. Então, é importante alimentar-se bem, saber treinar e não se esquecer do principal: *saber descansar*. O descanso é muito importante para se chegar aos resultados pretendidos.

Essa é uma *dica legal*, especialmente se você anda cansado com a carga de treinamento. Dê um tempo para seu corpo e ele agradecerá com ótimos resultados após esse período. Fique despreocupado, pois não irá destreinar nesse período. Se estiver realmente cansado, essa pequena pausa lhe trará bons frutos posteriormente.

Muitos devem estar pensando: "Mas se já treinei de todas as maneiras, e não consigo melhorar, o que devo fazer?"

Antes de mais nada, é importante saber que não existe um método de treinamento melhor do que outro. É necessário, na verdade, adequar os métodos de treinamento ao período de treino e aos objetivos do indivíduo. Essa é *mais uma dica*.

Vários fatores devem ser levados em consideração: tempo de intervalo, tempo de execução, percentual de carga, velocidade de execução do movimento, posição inicial, posição final, estratégias de suplementação, variação da carga ao longo das semanas, meses e anos de treinamento (método ondulatório de treinamento). Você já fez todas as alterações dentro do programa de treinamento? Esta é *outra dica*.

Um detalhe importante, mas que muitos se esquecem de fazer, são avaliações periódicas da *performance*.

Sabe-se que o intervalo entre uma avaliação física e outra não deve ultrapassar, em média, três meses. Quando se faz a avaliação, preocupa-se somente com o perímetro de perna, o quanto de gordura diminuiu, se a estética melhorou etc.

Assim, *uma outra dica* é fazer avaliações constantes. Quando se faz a avaliação física e se espera muito tempo (mais de três meses) para realizar um novo teste e, com base nele, monta-se um novo programa de treino, sabe o que pode acontecer? Caso a carga estipulada em testes anteriores fosse quantificada de forma inadequada, o atleta estará treinando muito acima ou abaixo de sua capacidade. Por isso, é necessário a realização de testes com períodos curtos entre eles. Dessa forma, o risco de o atleta sofrer um destreinamento (se a carga estipulada estiver muito baixa) ou sofrer um excesso de treino/*overtraining* (se a carga estipulada estiver muito alta) é maior.

Ao se fazer isso, e algo estiver realmente errado, há tempo de *consertar* o treino antes que ele leve à fadiga, ocasionando lesões ou o destreinamento. Na musculação, portanto, não é interessante elaborar programas de treino muito longo, bem diferente de outras modalidades esportivas.

■■■ 8.9 Definição muscular ou força máxima?

É comum ver pessoas nas academias querendo aumentar a massa muscular. Para isso, querem sempre treinar de forma cada vez mais intensa, aumentando *demasiadamente* a carga a ser utilizada durante as sessões, preocupando-se apenas com isso: mais carga, mais carga, mais carga etc.

No método de treinamento *série diferenciada*, que é detalhado mais ao final deste capítulo, enfatiza-se bem a questão da alteração das cargas aplicadas ao longo de uma programação de treinamento. Do mesmo modo, acredita-se que seja importante trabalhar com cargas mais intensas também. No entanto, o treinamento para hipertrofia *não se resume* a trabalhos muito intensos, ou seja, próximos de 100% da capacidade máxima de cada um.

Dependendo do período de treinamento, é interessante realizar estímulos diferentes durante as sessões. Assim, quando se visa à hipertrofia muscular dentro de alguns meses, é comum limitar-se a realizar um determinado tipo de série, com repetições, cargas, velocidade e outros exercícios de uma forma fixa (modelos de hipertrofia pré-estabelecidos), sem alterar nada, como em uma receita de bolo.

Imagine, por exemplo, que o objetivo de uma pessoa seja aumentar a massa magra em alguns meses. Para tanto, ela deverá iniciar um programa de exercícios específicos, utilizando séries, repetições e movimentos considerados *principais*. Ela deverá iniciar o treinamento seguindo essas *diretrizes* e não poderá mudá-lo de forma alguma! Em poucos meses, será possível perceber que já não se consegue aumentar mais a qualidade muscular. Fazendo esse tipo de treino, os músculos se *acostumam* com o treinamento, pois eles ficam cada vez mais eficientes, e músculo eficiente é menos abalado, gerando menos estresse sobre ele, e uma resposta hipertrófica menor.

O grande vilão de um treinamento para hipertrofia é, entretanto, a utilização *exagerada da carga aplicada durante as sessões de treino*! Desse modo, é correto dizer que não se deve trabalhar com cargas intensas durante o treinamento?

Você já viu aqueles atletas que competem em provas como o *Homem mais forte do mundo*, em que eles empurram caminhões, levantam motos, pedras pesadíssimas etc.? E as competições de levantamento olímpico? Esses são exemplos de provas em que é exigida do atleta a *força máxima*. Na rotina desses atletas, é altamente específico o treinamento de força pura, que se caracteriza em treinos com cargas elevadíssimas, com poucas repetições e *muito* intervalo entre as séries, já que o objetivo não é a hipertrofia, mas a maior força em poucas repetições.

Ao se analisar o padrão muscular desses atletas, observa-se que muitos nem chegam perto dos fisiculturistas, para quem a massa muscular é tão desenvolvida e quase sempre sem definição muscular. E ao se fazer uma comparação com os fisiculturistas, será possível verificar que eles têm uma massa muscular bem maior e muito mais definida.

Na verdade, quando se trabalha a 100% da capacidade máxima (utilizando como referência o teste de repetições máximas), contribui-se para a melhora da força máxima do grupo muscular treinado, o que não quer dizer que isso contribuirá diretamente no aumento da massa muscular (hipertrofia).

Desse modo, dependendo do período de treinamento em que uma pessoa se encontrar, pode-se sim treinar força máxima como uma forma de *preparar* os músculos para um período posterior, objetivando mais séries e repetições com cargas não tão intensas quanto nos treinos de força máxima.

A seguir, veja algumas dicas para montar o próprio treinamento:

- Não se deve treinar somente com cargas muito elevadas, pois esse tipo de treino aumenta a força máxima muscular, sem, necessariamente, favorecer o aumento da massa muscular.
- É importante variar sempre o treinamento, desde a carga aplicada até as posições iniciais e finais de cada exercício que está sendo executado.
- Treino para hipertrofia muscular não significa treino sempre muito pesado.
- É válido lembrar que treino muito *pesado* aumenta muito a força máxima, e não necessariamente a hipertrofia muscular, ou seja, o que se deseja é ficar mais forte, ou maior e mais definido?

É importante pensar nisso!

▪▮▮ 8.10 Repetições exaustivas

Muitas pessoas desejam saber como realizar as séries de exercícios com pesos, especialmente se se deve fazer uma série de um determinado exercício até a fadiga muscular.

A palavra-chave recomendada é esta: *controle de treinamento*. Se alguém sempre realizar séries até atingir a fadiga dos músculos, nunca saberá quantas repetições será possível completar!

A melhor forma de saber se alguém está errando ou acertando é quantificando o próprio treinamento, por meio do número de séries e de repetições. Um atleta, por exemplo, que realiza duas semanas de treinamento, com uma determinada série que só é interrompida no momento em que atinge a sensação de fadiga muscular (falha concêntrica momentânea), é um exemplo que ajuda a compreender melhor essa questão. Algumas questões, no entanto, ainda podem aparecer: "Mas qual é o problema de adotar essa estratégia como forma de treinamento?"

É possível responder a esta questão com base em dois aspectos muito importantes:

1) Quando se realiza séries até a fadiga muscular, com certeza se executa algumas repetições sem nenhum primor técnico e, mais ainda, para conseguir as últimas repetições, com certeza, o primor técnico é deixado de lado, podendo levar à lesão.

2) Quando não se controla a carga de treinamento, fica difícil periodizá-lo, fazendo que seja cada vez mais complexo a organização e a planificação do treinamento.

Treinar até a falha concêntrica momentânea é um estímulo interessante, mas não deve ser usado sempre.

■■ 8.11 Treinamento de hipertrofia ou para hipertrofia?

Por que o espanto? É difícil entender o que é um treinamento *de* hipertrofia, quando, na verdade, o que se realiza é um treinamento *para* hipertrofia, já que fisiologicamente a hipertrofia é a *consequência* do treinamento com pesos e não um *método* de treino.

Existe uma confusão na literatura científica e em muitos livros sobre como se chegar à hipertrofia pretendida. A confusão também se estende em relação ao entendimento de muitos profissionais e praticantes de musculação sobre como treinar *para* a hipertrofia.

Desse modo, nunca se deve esquecer que não se treina hipertrofia, treinam-se apenas as *capacidade biomotoras*, ou seja, velocidade, resistência e força (não confundir este tipo de força com treinamento resistido, já que se trata da capacidade máxima de vencer uma determinada resistência).

Quando se treina velocidade e força, tem-se treinamento de potência; quando, por exemplo, treina-se resistência e força, tem-se resistência de força, e assim por diante. Dessa forma, treina-se velocidade com métodos de treinamento de velocidade, treina-se força com métodos de treinamento de força, treina-se resistência com métodos de treinamento de resistência, podendo ainda haver combinação das capacidades biomotoras.

Alguns métodos de treinamento são mais específicos para se alcançar a hipertrofia, como quantidade de séries, repetições, tempo de descanso, variedade no número de exercícios por dia de treino e métodos de treino (pirâmide, bi-*set*, tri-*set* e outros, como superséries, pirâmide invertida etc.). Mas qual a forma correta para se chegar na hipertrofia esperada?

Alguns estudos indicam o seguinte:

- Número de séries: entre três e quatro (dependendo do método e do autor);
- Número de repetições: dez a quinze (dependendo do método e do autor);
- Descanso: de cinquenta segundos a dois minutos (dependendo do método e do autor).

Mas será mesmo necessário treinar apenas dessa forma para se chegar à hipertrofia desejada? Para conquistar a hipertrofia deve-se realmente *respeitar* essas *leis*? Pensa-se que *não*, pois além do erro de achar que hipertrofia é um método de treino, outro erro é achar que para se chegar a ela seja necessário *congelar* o número de séries, repetições e intervalos, utilizando sempre a mesma velocidade de execução, o mesmo número de exercícios por grupo muscular. Na verdade, o motivo de muitos treinarem sempre da mesma maneira se deve ao fato de acharem que hipertrofia é um método e não uma consequência de um método. Essa postura forma um círculo vicioso, estagnando a condição de treino do praticante de musculação.

É muito comum dizer que existe um período em que se está em fase de hipertrofia muscular, embora o termo ainda não seja o correto. Na realidade, a hipertrofia nunca será um método e nem fase de treinamento, mas tão somente uma consequência (resposta) de vários métodos que visam ao aumento da massa muscular.

É por este motivo que muitos praticantes de musculação reclamam que não conseguem melhorar seus resultados. Muitos acham que para a hipertrofia só existe um determinado método e que, portanto, deve-se respeitar aquela determinada série ou um número específico de repetições. É importante que se pense nisso!

■■■ 8.12 Iniciando um programa de treinamento com pesos

Qual a melhor maneira de iniciar um programa de treinamento na musculação?

A seguir, alguns erros cometidos com alunos novos que procuram na musculação uma forma de aumentar sua qualidade de vida.

Muita gente entra em uma academia e já na aula inicial a primeira coisa que o professor faz é, literalmente, mandar o aluno praticar em uma esteira ergométrica. Mas será isso a melhor coisa a se fazer? É algo difícil de se entender.

Se o professor tem um aluno que o procura para ter aulas de musculação, por que começar o trabalho físico na esteira rolante e ficar fazendo isso durante várias semanas, não dando ênfase ao trabalho com pesos nesse período? É claro que é necessário fazer algum tipo de aquecimento, como exercícios aeróbios, mas aquecimento é algo que deve durar, em média, dez minutos. O que se vê por aí são trinta, quarenta minutos e até mais do que isso. Alguns professores respondem que a melhor forma de iniciar um programa de pesos é com trabalhos aeróbios, para então começar a realizar exercícios na máquina ou com pesos livres. Mas isso não pode e nem deve ser regra.

Esse tipo de afirmação parece demonstrar que os exercícios com pesos não são tão seguros como os aeróbios. Sabe-se que é muito mais seguro passar um programa de exercícios com pesos do que exercícios aeróbios, sobretudo para os sedentários. Só que o detalhe mais importante é, na verdade, o mais simples. O professor deve observar que, se o aluno o procurou para fazer musculação, ele deve procurar instruí-lo com exercícios dessa natureza, ou seja, ele deve oferecer ao aluno o serviço que ele estava procurando.

É evidente que exercícios aeróbios devem fazer parte do treinamento, especialmente quando o objetivo é a qualidade de vida do aluno, pois força e resistência cardiorrespiratória são quesitos básicos para se ter uma ótima qualidade de vida.

Outro grande erro que existe em muitas academias é a utilização de testes de carga para montar o treinamento. Mas por que seria um grande erro realizar esse tipo de conduta especialmente para sedentários?

Qualquer tipo de teste para achar a carga adequada de treinamento é muito estressante, pois implica muita sobrecarga ao indivíduo, levando-o, por vezes, a machucar-se durante sua realização. Nesses testes, o indivíduo deve realizar poucas repetições com o maior número de carga possível (teste de carga máxima); ou realizar um número específico de repetições e tentar suportar a maior carga possível durante elas (teste de repetições máximas).

Muitos ainda podem se perguntar: "Mas como posso montar uma sequência de exercícios do tipo 3×12, com 80% da carga máxima, sem saber o que é 100%?". A resposta vem com outra pergunta: "Para que basear a montagem do treinamento em percentuais de carga, colocando em risco a saúde do aluno, já que é algo muito exaustivo, tornando traumático o primeiro contato dele com a academia?". Isso não é nada estimulante. A seguir, veja algumas dicas:

- O treinamento deve se basear na tentativa e erro. É muito fácil iniciar o treino fazendo isso, no entanto, basta estipular a quantidade de séries e repetições que possam ser adequadas ao aluno (é importante lembrar da individualidade biológica) e ir aumentando a carga até perceber que ela esteja compatível com a quantidade de séries e repetições pré-determinadas pelo professor.
- Não é necessário iniciar um programa utilizando séries múltiplas (duas, três etc.). Deve-se começar com séries únicas com poucas repetições, ou seja, uma série com cinco repetições, com uma carga compatível em que o aluno consiga realizar os cinco movimentos com ótimo primor técnico.
- Esse tipo de treinamento é uma preparação para somente, então, iniciar um método mais específico para hipertrofia, para resistência, força máxima etc.

▌▌ 8.13 Como determinar a carga de um treino

Antes de analisar o teste de carga máxima, é necessário estabelecer primeiramente o seu protocolo de aplicação. Para isso, basta realizar um aquecimento de cinco a dez repetições de 40% a 60% da carga máxima. Em seguida, faz-se uma pausa de aproximadamente um minuto para depois iniciar novamente uma série de três a cinco repetições, de 60% a 80% da carga máxima. No entanto, é preciso compreender os valores equivalentes a, por exemplo, 40%, 50%, 60%, 70%, 80% da carga máxima para fazer a parte do aquecimento do teste e, depois, prescrever, de fato, o treinamento.

Esta é a primeira grande observação sobre o teste de carga máxima, ou melhor, é a sua primeira grande falha. Depois de realizar a sessão de aquecimento antes da aplicação do teste propriamente dito, deve-se descansar por dois minutos, para, na sequência, estimar o peso aproximado do máximo, realizando até três repetições. Descansa-se por cinco minutos para restaurar as reservas rápidas de energia (ATP – CP) e, posteriormente, tentar de novo, cuidando para não ultrapassar cinco tentativas. No entanto, se não foi possível identificar na primeira tentativa, o teste deixou de ser realmente um *identificador de carga máxima* que o indivíduo consegue suportar, pois, mesmo descansando cinco minutos, não é possível ter certeza de que as reservas energéticas estão totalmente restauradas. Com isso, quase sempre acaba-se subestimando ou superestimando a capacidade do aluno/atleta, além, claro, do grande risco de lesões a que fica exposto.

Existe também o teste de repetições máximas, que consiste em estimar o que seria 100% de carga máxima na quantidade de repetições que se deseja trabalhar com o aluno. Procede-se da seguinte forma: suponha-se que o professor queira trabalhar 12 repetições no treinamento de seu aluno. Então, deve-se identificar qual é o máximo que o indivíduo suporta (100%) em 12 repetições. Na prática, é tentar descobrir qual a carga máxima que o indivíduo suportaria até a 12ª tentativa, e não conseguiria realizar a 13ª tentativa, o que parece mais próximo do que se pode considerar lógico.

A única vantagem desse tipo de teste de carga em relação ao teste de carga máxima, é que o professor não usa tabelas de conversão para estimar a carga de treino dentro da programação do seu aluno/atleta. Entretanto, é muito difícil identificar a carga de treino no teste de 1 RM, como já se citou, sem continuar com o grande risco de lesionar o aluno.

▮▮▮ 8.14 Férias do treinamento

Final de férias escolares, muitos estão retornando ao trabalho. Muitos ficaram sem treinar durante esse período e, com certeza, aparece certa preocupação do tipo: "Será que esse período todo sem treinar irá prejudicar meu desempenho?".

Esse tipo de dúvida aparece frequentemente, pois há muitas festas, viagens, e fica-se fora da cidade, o que prejudica, muitas vezes, a rotina de treinamento.

Mas ficar sem treinar esse período é bom ou ruim?

Se até atletas têm férias, nós, meros mortais, também temos esse direito.

Esse tempo é muito importante e necessário para continuar um novo ano de treinamento, em razão de vários fatores que serão ilustrados a seguir.

- *Sair da rotina*: é necessário variar o dia a dia para não cair na rotina, e em relação ao treinamento é a mesma coisa. Durante quase doze meses fica-se preocupado com aumentar o rendimento, séries, descansos, intervalos, suplementos, lesões, cansaço, estratégias de treinamento etc. Tudo isso estressa o praticante, fazendo que, em alguns momentos, chegue o desânimo e a falta de vontade de treinar, sobretudo quando se está sem estímulos. E a rotina do treinamento leva a isso, com certeza!
- *Descansando o seu corpo*: o treinamento em si é um estresse ao organismo, e sucessivos estímulos estressantes levam a adaptações, como o aumento da força, da hipertrofia etc. Porém, ainda não é possível a capacidade de identificar o *exato* momento para diminuir ou interromper os treinamentos para não passar do limite entre a capacidade de gerar adaptação e o excesso de treinamento. Uma parada no período de festas é de grande valia para que o organismo descanse, mesmo perdendo um pouco de *performance*.
- *Exames de rotina*: os atletas nos períodos de férias, que nem sempre correspondem aos mesmos períodos de festas de fim de ano, usam desse tempo para realizarem exames clínicos, consultas médicas para ver se está tudo bem para, então, dar início a uma nova programação semestral ou anual de treino. É importante que todos façam isso também: ir ao médico, fazer exames de rotina etc.
- *Prática de modalidades diferentes*: existe um princípio do treinamento desportivo chamado de princípio da multilateralidade. Ele salienta a importância do atleta, no seu período de especialização (período iniciado por volta dos doze anos), praticar modalidades esportivas diferentes no período de transição (período de férias para os atletas, é a mesma coisa que período de transição entre um ano e outro) para desenvolver outras capacidades físicas que sua modalidade específica não consegue desenvolver. Mas esse princípio também preconiza a utilização de outras modalidades durante o período de descanso do

treinamento, com o intuito de sair da rotina das sessões estressantes, além de estimular outras capacidades físicas, que podem ou não beneficiar o resultado do atleta no momento da sua volta aos treinos. Mais uma vez, o aluno estará saindo da rotina, e isso o ajudará a continuar a ter estímulos para um novo ano de treinamento.

- *Pense na qualidade de vida*: é claro que a interrupção nos treinos ocasionará a perda de alguns centímetros de braço, perna, bem como o ganho de alguns centímetros de gordura corporal. Porém, deve-se lembrar que não se pode ficar preocupado 24 horas por dia, durante 365 dias do ano, com saúde e estética. Que nos desculpem os *neuróticos* de academia, mas isso equivale a doença que deve ser tratada, pois sabe-se que tudo em excesso faz mal, inclusive a preocupação exagerada com o físico. Deve-se sempre pensar na qualidade de vida, praticando, nesse período, outras modalidades, além de descansar, não fazer nada, comer de tudo, dormir bastante etc., enfim, aproveitar a vida em tudo de bom que ela pode proporcionar, ou seja, curtir não fazer nada.

▮▮▮ 8.15 Observando as séries de treinamento

Muitas pessoas utilizam séries pré-estabelecidas em livros e manuais de musculação para montar seu programa de treinamento. Isso não é errado. Porém, ao se utilizar esses exemplos de séries, repetições, tempo de descanso e intensidade exatamente como são descritos, comete-se um erro muito grande.

Para alcançar suas metas, o atleta/aluno deve entender que o que está escrito nos livros e revistas deve sofrer ajustes de acordo com as suas necessidades e objetivos. É preciso lembrar-se do princípio mais importante do treinamento desportivo: *o princípio da individualidade biológica*. Isto significa que, além de adequar o treinamento às suas necessidades e objetivos, o praticante deve entender que a resposta ao treinamento, mediante uma metodologia específica, é muito diferente, por isso ele pode estar totalmente adequado a uma pessoa e para outra não surtir efeito algum.

Na literatura, por exemplo, várias são as propostas de treinamento para hipertrofia que têm as seguintes características:

- Peso entre 60% a 85% de 1 RM (não se concorda, por exemplo, com a adoção de 1 RM);
- De seis a quinze repetições;
- De duas a quatro séries por grupo muscular;
- Intervalo de até 72 horas entre as sessões de treinamento;
- Intervalo de um a dois minutos (no máximo) entre as séries;
- Velocidade do gesto motor: pede-se que seja feito em velocidade baixa.

Observando assim parece fácil, pois simplesmente executa-se o treinamento dessa forma, pensando desenvolver a *hipertrofia desejada*. No entanto, não se deve esquecer que o exemplo anterior serve mais para nortear os treinos, e que nunca se deve seguir apenas o que é indicado, achando que, caso não se faça de tal forma, não se estará treinando para hipertrofia. É por esse motivo que muitos adeptos do treinamento com pesos acabam limitando seus ganhos de massa muscular, quando o que fazem, na verdade, é *congelar* seus treinamentos em função de algo pré-estabelecido.

Nesse sentido, cabem aqui três importantes observações:

1) Deve-se entender que o objetivo é aumentar a secção transversal do músculo (hipertrofia) em um determinado tempo. Isso não significa que se necessita durante todo o ciclo de treino, fazer apenas *séries específicas* para hipertrofia. Como a hipertrofia é uma adaptação ao treinamento de força (força no sentido geral), não se pode afirmar que apenas de determinada forma se conseguirá maior ganho de massa.

2) Outra observação fundamental é que quanto maior a quantidade de estímulos diferentes, maiores serão as chances da hipertrofia ocorrer.

3) Um dos melhores métodos de treinamento é o de carga ondulatória, ou seja, sessões de treinamento que apresentarão uma redução considerável da carga de trabalho para posteriormente

aumentá-la. Ao ficar-se preso a essas metodologias antigas, em que não é citada, por exemplo, a alteração da carga durante o ciclo, nunca se poderá fazer isso. E por que é interessante alterar a carga? Vários são os motivos: descanso muscular e trabalho da técnica do movimento (muita gente se esquece de trabalhar a técnica achando que isso é apenas coisa de iniciante). É nesse período, em que se treina bem leve, que é possível trabalhar isso, além de favorecer um descanso para os músculos crescerem. Quando o aluno realiza um treinamento leve, após esse período, é mais fácil trabalhar com uma carga maior, gerando uma tensão maior, capaz de favorecer a hipertrofia muscular. Outro motivo é que, ao diminuir a carga em algumas sessões estratégicas, caso o treino esteja acima da capacidade de recuperação do praticante, os momentos de queda contribuirão para que seus músculos não entrem em fadiga e não tenham, portanto, a queda do rendimento.

■■■ 8.16 Por que 3 x 15?

Um programa de treino de musculação tem muitas variáveis que devem ser controladas e adequadas quando necessário. É importante enfatizar que não se deve utilizar séries, intervalos, repetições, cargas e velocidade iguais o tempo todo. Para que você consiga chegar à hipertrofia desejada – além da genética, boa alimentação e de um bom descanso, é claro –, o praticante deve *sempre* variar seus estímulos, obviamente controlando todas as variáveis descritas anteriormente.

Mas, com todas essas informações, muitos praticantes e profissionais ainda têm dúvidas sobre como trabalhar para se chegar a um resultado mais próximo do desejado.

E mesmo com tantas informações, o que se vê nas academias ainda são os famosos 3 x 15 para todas as pessoas! Deve-se lembrar, claro, que há exceções, pois nem todos os profissionais são assim.

E toda vez que se fala que o treinamento deve sofrer muitas variações ao longo do ciclo de treino, escutam-se muitas desculpas do tipo: "Não há tempo para mudar tanto o treino assim", "São muitas pessoas para realizar essas mudanças", "Se fosse *personal*, seria mais fácil" etc. Nesse sentido, vale destacar que todo e qualquer tipo de treinamento deve ser montado, planejado, periodizado *individualmente*, isso não é o papel do *personal training*. O *personal* trabalha com um aluno ou em pequenos grupos para atender de uma forma mais especial, *vip*, apenas isso.

Outra desculpa muito usada também, que já faz parte do repertório de muitos, é: "Minha academia é muito grande, não dá para fazer esse tipo de alteração, fica inviável esse tipo de estratégia de treinamento, por isso, generalizo o treinamento, alterando poucas variáveis ao longo do ano".

É preciso sempre pensar que treinamento particular é uma coisa, mas treinamento personalizado é outra completamente diferente. E se o profissional de Educação Física não consegue promover isso, conclui-se que a estrutura da sua academia não está adequada para atender os alunos da forma como deve ser.

■II 8.17 Recrutamento de unidades motoras x treinamento com pesos

Segundo vários autores, a força de contração muscular varia de leve à máxima, graças ao maior número de unidades motoras recrutadas e a maior frequência de sua descarga. Ou seja, quanto mais unidades motoras recrutadas, maior será a força gerada, além da frequência de disparos que aumentam ainda mais a tensão muscular. Quando uma variedade de contrações musculares ocorre, é estimulado um recrutamento diferenciado de unidades motoras, alteração do seu ritmo de disparo e alteração do padrão de descarga neural.

Parece complicado, mas não é. Na verdade, quando o atleta exige do seu músculo níveis diferentes de tensão muscular durante o treino com pesos, ele acaba variando os estímulos neurais, que, de certa forma, irão influenciar no rendimento do seu treinamento.

Segundo McArdle, Katch e Katch (2008), as contrações musculares que produzem pouca força ativam apenas poucas unidades motoras. A necessidade de uma força mais alta recruta mais unidades motoras ao mesmo tempo (atividade sincrônica – disparos ocorrem praticamente ao mesmo tempo, fazendo que aumente a força do atleta), isso acarreta o aumento da força motora durante o treino. Quando a força do atleta aumenta, são recrutados motoneurônios com axônios maiores (princípio do tamanho), que também contribuem na contração muscular uniforme (McArdle, Katch e Katch, 2008).

De acordo com o princípio do tamanho, as unidades motoras de contração lenta são recrutadas, desde um esforço leve até um esforço intenso. É claro que, à medida que a intensidade do esforço aumenta, a quantidade de unidades motoras lentas recrutadas diminui. Quando se realiza um exercício mais vigoroso, ativam-se progressivamente as unidades motoras de contração rápida. Esse ponto é muito importante, porque quando um exercício passa de moderado a intenso, recrutam-se mais fibras rápidas (aquelas que se quer hipertrofiar) e o padrão de recrutamento das fibras lentas cai consideravelmente. Mas qual o nível exato de intensidade em que se recruta mais fibras rápidas?

O professor poderia responder que para que isso ocorra é necessário trabalhar cargas intensas. Será mesmo? Na prática, considerando o peso a ser levantado, quanto seria essa *intensidade*?

Não é, de fato, tão simples assim. Muitos pensam que se deve treinar sempre muito intensamente, embora não se tenha a certeza absoluta de qual é a tensão exata para se estimular mais fibras de contração rápida, apenas se sabe que quanto maior a intensidade, ou melhor, quando ela passa de uma carga moderada a intensa, isso acaba acontecendo. O músculo não sabe o que está acontecendo, ele apenas responde a certos estímulos. O que a literatura mostra é que existe uma *janela de oportunidade*. Este termo indica que se deve trabalhar com séries múltiplas, intervalos reduzidos, repetições variadas, que podem chegar até vinte repetições em média, além de vários exercícios para cada grupo muscular. O mais importante é saber trabalhar todas as variáveis durante a programação de treinamento, e nunca se esquecer de que hipertrofia, caso esse seja o objetivo, deve ser uma consequência e não uma metodologia de treinamento.

▮▮▮ 8.18 Avaliando o rendimento do aluno

Quando se deve avaliar o aluno? Qual o melhor método de avaliação do rendimento na musculação? O que é preciso avaliar?

A partir de perguntas como estas, inicia-se a prescrição do treinamento, em que alguns profissionais fazem o teste de carga máxima (1 RM) e outros fazem os testes de repetições máximas. Ainda há o profissional que não faz nenhum tipo de teste (aqui nos incluímos), mas que, mesmo assim, consegue prescrever o treinamento com segurança.

O treinamento é prescrito para que dentro de alguns meses o resultado possa surgir. Mas quando será esse dia? Não dá para prever, mas deve-se, durante a temporada, conversar com o aluno e perguntar se ele está satisfeito com o resultado obtido até então. Aí está uma dica: cada sessão de treino também é uma forma de avaliação do aluno. Isso mesmo, quem deve dizer se o resultado está dentro do esperado é o aluno juntamente com o professor. Não há nada melhor que uma conversa antes do início de cada sessão de treino para saber se a carga que está sendo aplicada está surtindo o efeito esperado. Mas como fazer? Deve-se perguntar sempre se o aluno está se sentindo bem, se o treino passado foi muito cansativo, se ele sente dores e, o principal, se ele está sentido seu corpo mudar.

Evidentemente, se o aluno quer hipertrofia, nada melhor que ele mesmo observe como está a definição, o percentual de gordura, a massa corporal (peso), o perímetro dos braços, pernas, tórax, abdômen, cintura, quadril etc. O melhor método para avaliar a hipertrofia é a avaliação da composição corporal (pelo menos é a mais prática e barata), que determinará o percentual de gordura, o perímetro e a massa corporal total. Fotos também são importantes instrumentos de avaliação, pois, por meio delas, pode-se comparar a estética corporal antes e depois de um treinamento. Isso sim é uma ferramenta para avaliar a hipertrofia muscular e não somente o teste de carga máxima para saber quanto peso o aluno está suportando.

▮▮▮ 8.19 Conquistando resultados

É comum questionamentos como este: "Eu faço o mesmo tipo de programação, com as mesmas séries, repetições, intervalos que o meu amigo ou igual aos fisiculturistas, e nunca consigo os mesmos resultados, por quê?"

A primeira resposta seria *genética*. Resultados expressivos dependem *basicamente* de genética.

Mas é importante não desanimar, pois todos mortais dependem *exclusivamente* de um bom treinamento e de uma excelente dieta, que deve ficar a cargo de profissionais da área de nutrição; já profissionais da Educação Física estudam para entender de treinamento físico. Desse modo, ao professor cabe a elaboração de um bom programa de treino para conquistar seus resultados. E o que fazer para conseguir isso?

A primeira coisa a dizer é que não se deve acreditar em treinamento milagroso, pois os resultados não vão aparecer da noite para o dia. Outra coisa é que não se deve, literalmente, copiar os treinos de amigos, o que fere a primeira lei do treinamento desportivo, a *individualidade biológica*, em que cada indivíduo apresenta uma resposta diferente a um diferente estímulo.

O ideal é colocar metas a serem cumpridas. Podem ser dentro de um ano, de um semestre, mas estipular um período de treino, sempre deixando bem claro que ao final desse período é que será feita a avaliação para verificar se esse ou aquele programa deu certo, já que não existe outra forma de saber como o praticante responderá ao estímulo (treino). Assim, vale lembrar que o interessante é programar períodos curtos de treino (máximo de três meses) para os iniciantes e um período um pouco maior para os indivíduos mais experientes.

▮▮▮ 8.20 Musculação funcional: trabalhando as necessidades do aluno

Deve-se tornar o treinamento com pesos cada vez mais funcional. É sabido, por meio de vários estudos científicos, os grandes benefícios que o treinamento de força (ou treinamento com pesos) traz para todo mundo, especialmente para os idosos, hipertensos, cardiopatas e alunos iniciantes. O American College of Sports and Medicine preconiza que a aptidão física depende da resistência muscular, da força, da flexibilidade e da composição corporal. Mais ainda, que para os indivíduos idosos aumentarem sua independência, eles precisam ter mais atenção à saúde e à atividade física, tendo como base a força muscular, pois esse tipo de atividade está relacionada com as atividades da vida diária.

O exercício físico pode diminuir a perda da capacidade funcional dos indivíduos que não praticam exercício algum, além de melhorar, e muito, a qualidade de vida de todos os praticantes. Em outros inúmeros estudos, foi verificado que idosos com pouca força muscular reduzem drasticamente a capacidade de executar coisas simples do dia a dia, como subir escadas, limpar a casa etc. Muitos também apresentam dificuldades na realização de atividades básicas do cotidiano, como tomar banho sozinho e trocar de roupa. Isso tudo se reverte facilmente com um treinamento específico.

Outros estudos interessantes mostram que a massa e a força musculares são capazes de obter aumento significativo no decorrer da vida, até mesmo em idosos com noventa anos, em resposta aos treinamentos com pesos.

Como é possível perceber, nos parágrafos anteriores falou-se muito de capacidade funcional, qualidade de vida e dos benefícios do treinamento com pesos para o restabelecimento da saúde de indivíduos sedentários. No entanto, não basta saber que os exercícios com pesos são bons, pois disso todos já sabem, ou pelo menos deveriam saber. O que é válido dizer é que é necessário *realmente* fazer do treinamento com pesos uma ferramenta útil nesse processo.

Se o idoso ou o sedentário começa um treinamento com pesos, a primeira coisa que muitos fazem é passar séries de exercícios simples, como rosca direta (flexão e extensão de bíceps), flexão e extensão de joelho, flexão e extensão de ombro, flexão de tronco (abdominais), mesa adutora e abdutora, ou seja, a maioria dos exercícios é realizada de uma forma uniarticular, porém, no dia a dia, nada do que se realiza é uniarticular.

Se o aluno procura um profissional para melhorar sua condição de vida, realizar trabalhos com menos esforços ou diminuir os riscos de lesões, não seria interessante tentar condicionar seus músculos para reproduzir os movimentos do cotidiano, como pegar uma caixa, ou subir em uma escada, ou entrar em um carro, ou pegar um ônibus? Essas atividades listadas (e muitas outras) do cotidiano são *todas* multiarticulares.

Quando se fala em restabelecer a capacidade funcional do aluno, não significa treinar exercícios apenas para idosos, cardiopatas, hipertensos, diabéticos etc. Deve-se considerar também alunos especiais todos aqueles que procuram o profissional de Educação Física e que, na condição de sedentários, buscam na musculação melhorar sua qualidade de vida.

Não é suficiente saber que o aumento de força ocorre em poucas semanas e que, além de rápido, é bastante significativo. Tampouco resolve saber que, por esse princípio, deve-se simplesmente aplicar a mesma forma de exercícios para os alunos iniciantes, ou mesmo que se deve fazer os mesmos exercícios que os praticantes mais experientes.

É necessário tornar a musculação mais funcional. Mas o que seria isso? Em alguns tópicos, será explicado.

- Executar exercícios multiarticulares;
- Executar exercícios que reproduzem os movimentos do aluno, tornando-o mais condicionado para a realização das suas tarefas diárias;
- Musculação funcional significa não usar somente exercícios monoarticulares. Sempre que se passa para os alunos exercícios como esses (rosca direta, por exemplo), deve-se considerar se essa atividade é menos estressante para sua musculatura do que ele realizar exercícios multiarticulares em que se *trabalham* vários grupos musculares não isolando um grupo muscular específico? Será que é mais eficiente do que os multiarticulares? Será mais seguro?
- Essa estratégia de treinamento deveria ser pensada especialmente para os iniciantes, mas também é uma forma de alterar a programação do treinamento.

Pensar se a rotina de treinos que o professor está indicando para os seus alunos iniciantes e idosos está realmente cumprindo com o objetivo proposto e de que forma ele pode tornar *realmente* funcional o treinamento com pesos.

Deve ser trabalhado só máquinas? Pesos livres? Exercícios com máquinas que possuem cabos? Trabalhos monoarticulares ou multiarticulares? O que é seguro? O que realmente reproduz as atividades da vida diária?

Quando o professor colocar um aluno em uma máquina ou barra para fazer trabalhos isolados do bíceps, ele está priorizando seu fortalecimento, tanto na sua fase excêntrica quanto na fase concêntrica; e isso está errado, não. Porém, como já foi dito, as atividades do cotidiano não são feitas dessa forma, porque quando um aluno chega na academia, muitas vezes, acaba-se passando exercícios *nada* funcionais, como rosca direta, tríceps na polia, mesa extensora/flexora, elevação lateral etc.

Mais ainda, muitos profissionais questionam a utilização de agachamentos para alunos iniciantes, justificando que eles ainda não estão *preparados* para fazer esse tipo de exercício. No entanto, ao se verificar o dia a dia das pessoas, todos agacham ou levantam inúmeras vezes durante o dia, e quase 100% fazem o movimento de forma errada!

Assim, o mais indicado seria ensinar esse movimento *indispensável* no cotidiano e, ao mesmo tempo, fortalecer os músculos responsáveis para executar esse gesto motor. Dessa forma, é aconselhável que o professor explore esses exercícios de agachamento, respeitando, obviamente, a individualidade do seu aluno.

Vale lembrar aqui que é um *mito* dizer que o agachamento pode causar algum tipo de prejuízo ao aluno e que é necessário fortalecer suas pernas para, na sequência, executar esse movimento. O que é preciso saber é o que o professor está passando para o seu aluno.

Quando se fala em agachamento, pode-se iniciar com uma variedade mais reduzida, sem peso algum, apenas apoiando em uma barra ou cabo de madeira.

Outra coisa do dia a dia que nossos alunos fazem muito é empurrar e puxar. Então, esta seria outra dica: abusar das remadas, exercícios de supino etc., lembrando também que, quando se realizam exercícios de supino, trabalha-se intensamente o tríceps, e quando se praticam remadas, trabalha-se também intensamente o bíceps.

Hoje em dia, existem muitos acessórios para serem usados dentro da sala de musculação, como bases instáveis (domo), bola suíça, elásticos, entre outros.

Na sala de musculação deve-se explorar mais o *cross over*, pois exercícios com cabos, reproduzem muitos movimentos do dia a dia e, além disso, é uma ótima oportunidade de trabalhar com os acessórios descritos acima, condicionando, também, os músculos estabilizadores, que constituem a base do treinamento de força funcional.

A musculação funcional, portanto, ocorre quando praticam-se exercícios que reproduzem os movimentos do dia a dia, ou seja, trabalha-se a capacidade funcional do aluno, desde o primeiro dia de atividade com pesos. Deve-se usar muita ciência de treinamento.

▮▮▮ 8.21 Treinamento concorrente

Toda vez que se coloca o treinamento concorrente em discussão, não há embasamento teórico algum no muito que se fala. Por isso, nosso principal objetivo aqui é esclarecer aos leitores o que a literatura diz sobre esse método de treinamento e o que se pode fazer para conseguir atingir nossos objetivos.

Esse método é muito utilizado, especialmente em aulas de treinamento personalizado e também quando há a necessidade de aumentar o gasto calórico, em períodos de definição muscular (isso não significa que a definição vai acontecer, depende muito mais do balanço calórico negativo). O método também é utilizado quando existe um tempo muito restrito para se treinar, pois é muito importante dar ênfase ao treinamento de força e aeróbio (componentes da aptidão física) para a melhora da condição física geral do aluno.

Agora, serão discutidos os efeitos positivos e negativos que o treinamento pode trazer ao aluno.

Muitos acham que o treinamento concorrente traz muito prejuízo para quem deseja hipertrofia ou aumento de força muscular. Isso não é verdade.

Em suas pesquisas, autores como Hennessy e Watson (1994); Kraemer et al. (1995); Fleck e Kraemer (1997); Bell et al. (2000); Gravele e Blessing (2000); Wood et al. (2001) e McCarthy et al. (1995, 2002), todos citados pelo gênio da musculação, o professor Dilmar Pinto Guedes e seus colaboradores

(Guedes Jr., Souza Jr. e Rocha, 2008), não identificaram nenhum prejuízo no quesito aumento de força e/ou processo hipertrófico na realização de um treino concorrente.

O problema é que muitas vezes o método é aplicado de forma equivocada, ou seja, não é o método que está errado, e sim o modo como ele vem sendo aplicado.

Se o objetivo da sessão de treino, por exemplo, é treinar intensamente a força dos membros inferiores, não é indicado realizar uma atividade aeróbia intensa antes. O contrário também é verdadeiro, caso a prioridade da sessão de treino seja realizar intensamente um exercício aeróbio (seja *bike* ou esteira), o mais coerente seria primeiro fazer a esteira para depois realizar exercícios resistidos.

Não há segredo: a resposta para dar certo é *saber dar prioridade*.

Ao se praticar um treino intenso, seja ele aeróbio ou de força, existe uma depleção considerável dos estoques de glicogênio fazendo que o estímulo posterior a esse treino acabe sendo prejudicado pela falta de glicogênio muscular.

Dessa forma, pode-se concluir que quando o aluno for executar um treino pesado de pernas, não deve realizar uma atividade aeróbia intensa antes. Mas, se ele for treinar intensamente os membros superiores, não terá prejuízo algum na realização de exercícios aeróbios, como *bike* e esteira.

Portanto, para se conseguir os benefícios do treinamento concorrente, deve-se levar em consideração a prioridade, como já descrito anteriormente, assim como o aumento da ingestão de carboidratos, uma vez que a depleção de carboidratos é um fator que pode ser prejudicial à *performance* do atleta.

▐▐▐ 8.22 Tipos de fibras musculares

O quadríceps e os flexores plantares (panturrilha), por exemplo, possuem um desenho apropriado para uma alta produção de *força* por causa de vários fatores, pois:

- são fibras multipenadas; e
- possuem uma grande área em corte transversal fisiológico.

Os músculos isquiotibiais e dorsiflexores mostram uma arquitetura para uma alta *velocidade* contrátil por causa de vários fatores, pois:

- são fibras fusiformes; e
- possuem uma menor área em corte transversal fisiológico.

Músculos fusiformes possuem amplitude de trabalho mais longa, uma maior velocidade de contração e um rendimento mais baixo de força máxima que o músculo peniforme. Em contrapartida, músculos penados ou peniformes possuem amplitude de trabalho mais curta, uma menor velocidade de contração e um rendimento de força máxima maior que o músculo fusiforme.

Essas informações são de suma importância para que se entenda que para cada grupo muscular treinado, deve-se alterar os estímulos (velocidade, amplitude e força aplicada) para potencializar o seu desenvolvimento.

Quando monta-se um treino, além das séries, repetições, cargas, número de exercícios e intervalos, deve-se saber também que, em razão do tipo de fibra, do seu tamanho e da alavanca que ela pertence, o treino deve ser diferenciado e modificado.

▌▌▌ 8.23 Exercícios de ombro

É importante lembrar que o complexo do ombro envolve vários músculos, porém, aqui, será dada ênfase apenas ao deltoide.

Durante as sessões de treino para a musculatura do ombro, é muito comum o aluno realizar exercícios de elevação lateral com cargas muito elevadas, obrigando-o sempre a flexionar o cotovelo. Muitas vezes, além da exagerada flexão de cotovelo, o aluno compensa demais, fazendo movimentos balísticos com o corpo inteiro, apenas com o intuito de levantar a carga estabelecida.

Nesse sentido, é preciso, antes de mais nada, entender as características da fibra muscular do deltoide.

As fibras são do tipo multipenadas. Tais fibras possuem ângulo de penação determinando a característica de força para a fibra, diferentemente das fibras do bíceps braquial, por exemplo, que são do tipo fusiforme. Já as fibras fusiformes têm características de velocidade e amplitude.

Mas os músculos sozinhos não executam movimento algum. Precisam da ação das alavancas ósseas para que isso aconteça. É exatamente nesse ponto que mora o problema. Não é pelo fato de a musculatura deltoide ter características de força, que simplesmente se deve trabalhar com cargas elevadas. O movimento de *elevação lateral* possui o que se chama de *desvantagem mecânica*, em que o braço de potência é bem menor do que o braço de resistência. A inserção do músculo deltoide se localiza na tuberosidade deltoideana do úmero (no braço) e o braço de resistência compreende desde a articulação glenoumeral até o peso que está nas mãos do aluno.

O bíceps braquial possui uma ótima vantagem mecânica, pois o braço de potência é considerável, mesmo a fibra tendo características de velocidade e amplitude.

Desse modo, não é pelo fato de ser um músculo com características de força que se deve realizar a elevação lateral com cargas elevadas. Independentemente do nível do aluno, quando se realiza o exercício de elevação lateral com cargas elevadas, *todos* flexionam muito o cotovelo para executar a abdução dos ombros.

Desse modo, qual seria o melhor modo de se trabalhar o deltoide intensamente? Treinando *desenvolvimentos*, essa seria a melhor de se trabalhar esse músculo. Quando se realizam desenvolvimentos, diminui-se praticamente pela metade o braço de resistência, podendo trabalhar intensamente as fibras desse grupo muscular sem desvantagem mecânica. Além disso, também diminuímos o estresse gerado pelos tendões nas inserções das referidas alavancas ósseas. Desse modo, o treinamento será mais intenso, proporcionando maiores respostas musculares com menos riscos de lesões.

■■■ 8.24 Série diferenciada: uma nova proposta de treinamento com pesos

Muitas pessoas acabam se preocupando tanto em fazer *séries específicas* de hipertrofia, pensando que, para conquistá-la, não se pode sair deste tipo de série já *programada*, e acabam por estagnar a capacidade de aumentar a *performance* muscular. Desse modo, não alteram as séries, a intensidade, o número de repetições, sempre executando o mesmo tempo de descanso, a mesma sequência de exercícios, durante todo período de treinamento.

Da mesma forma, muitas pessoas pensam que se alguém deseja hipertrofiar, deverá realizar seu treinamento sempre dessa forma. Mas será isso verdade?

O fato de sempre realizar as mesmas séries, repetições, a mesma ordem de grupos musculares a serem trabalhados, fere o princípio mais importante do treinamento desportivo, o da *individualidade biológica*. E quando se fala em treinamento desportivo, as diretrizes que todo profissional de Educação Física que se preze tem, devem ser utilizadas nas diferentes modalidades esportivas e, particularmente, na musculação, em que todos os princípios servem e muito para a construção de um programa de treinamento com pesos com maior rigor científico.

Voltando à proposta de treinamento com pesos na musculação para se potencializar os resultados, observou-se que:

1) Já foi discutido que hipertrofia muscular não é um método de treino, e sim consequência (resposta) de um método de treinamento com pesos;

2) O fato de pensar dessa forma facilita muito o entendimento e oferece possibilidade de se obter uma resposta maior dos músculos em razão do treinamento diferenciado;

3) Essa proposta de treinamento não é para ser considerada a melhor, e sim uma nova proposta, que denomina-se como *método da série diferenciada*;

4) No método de série diferenciada, deve-se observar todas as variáveis dentro do treinamento com pesos, como alteração do gesto motor, alteração da carga aplicada, alteração da velocidade,

alteração da posição inicial e final, alteração da ordem a ser trabalhada entre grupos maiores e grupos menores;

5) O mais importante, sobre as variáveis que serão analisadas a seguir, é que quanto maior o condicionamento (aptidão) e experiência do praticante, mais o atleta poderá realizar mudanças em cada sessão de treinamento.

8.24.1 Alteração do gesto motor

Muitas vezes, pratica-se durante semanas e até meses fazendo a mesma ordem de exercícios. Executa-se, por exemplo, sempre três séries de bíceps rosca, mais três séries de bíceps concentrada etc., durante algum tempo, mantendo sempre a mesma ordem. Mas será que isso é interessante?

Quanto maior for a frequência de um mesmo estímulo, maior será a capacidade de o sistema nervoso *aprender* a realizar aquele gesto motor com mais eficiência. Se o grupo muscular em questão se torna mais eficiente, significa que aquele gesto motor já não provoca tanto estresse, deixando de ser uma carga estressante para se tornar uma carga mais leve. Deve-se realizar algumas sessões de treino para aprender o movimento e torná-lo bastante eficiente e seguro. Por esse motivo, essa série *não* deve ser recomendada para iniciantes.

8.24.1.1 Proposta

A proposta é que se realize uma única série de bíceps concentrado, depois uma única série de rosca direta e uma terceira de rosca alternada. Não se trata de treino em circuito, é somente um modo de garantir descanso entre as séries.

Já na próxima sessão de treino de bíceps, deve-se fazer uma nova alteração, ou seja, mais três ou quatro séries para bíceps, em que cada uma deverá ser com um exercício diferente para o mesmo grupo muscular que está sendo trabalhado.

Tal proposta serve para todos os grupos musculares. Aqui, apenas utilizam-se exercícios para bíceps como exemplo, bem como os outros exemplos a seguir.

8.24.2 Alteração da carga aplicada

Costumeiramente percebe-se que, durante a realização de um programa com pesos, os praticantes não alteram a carga dos aparelhos durante meses de treinamento e, quando alteram, sempre é para mais e nunca para menos. Está certo isso?

Na medida em que se melhora a condição física, a carga que inicialmente era de 70% da capacidade máxima, depois de algumas semanas já não significa mais os mesmos 70%, tendendo a ser uma intensidade bem menor. Consequentemente, a resposta ao treinamento pode não ser a mesma.

Outra observação importante, é que para se obter uma ótima hipertrofia, não existe a necessidade de se trabalhar com cargas muito elevadas, pois o indivíduo estará trabalhando muito mais a força pura do que a hipertrofia, ou seja, a hipertrofia é uma consequência de um treinamento com pesos com várias repetições. Ao se trabalhar sempre próximo do limite (força máxima), não se consegue realizar várias repetições, dificultando a resposta ao treinamento que visa à hipertrofia. O interessante, portanto, é variar constantemente as cargas.

8.24.2.1 Proposta

Se o professor deseja priorizar o trabalho de bíceps, não deve indicar que seu aluno aplique a mesma intensidade durante a semana de treino.

Na segunda-feira, por exemplo, o aluno fará uma série de rosca concentrada com 75% da repetição máxima. Na quarta-feira, ele deverá fazer novamente bíceps, mas com 50% da repetição máxima. E na sexta-feira, fará 90% da repetição máxima. O treino de 50% servirá para descansar, assim, na outra sessão, ele conseguirá trabalhar em uma intensidade maior.

8.24.3 Alteração da velocidade

Quando se está treinando durante muito tempo a mesma série, com o mesmo número de repetições, pode-se apenas alterar a velocidade de execução do movimento, variando para menos ou para mais. O cuidado deve ser apenas não exagerar na realização de movimentos *muito* lentos ou *muito* rápidos.

Por que alterar a velocidade? Dependendo da velocidade de execução, as fibras musculares de contração rápida poderão ser mais recrutadas, já que um dos estímulos de recrutamento dessas fibras é a própria velocidade do movimento, além de estimular fontes rápidas de energia mais intensamente (sistema ATP-CP). Então, percebe-se que apenas com a alteração da velocidade é possível estimular o sistema energético e, possivelmente, mais fibras rápidas (fibras brancas). É importante notar que o certo é sempre estimular os músculos, e para gerar estímulos nada melhor que alterar *tudo* dentro do treinamento.

Vale lembrar, no entanto, que não se deve *exagerar na velocidade de execução*, pois essa velocidade máxima tem de ter um limite de segurança. Da mesma forma, deve-se treinar também em velocidades baixas, tanto na fase concêntrica quanto na fase excêntrica, pois serão mais dois estímulos diferentes para os músculos. Assim, variando sempre os estímulos, o professor estará dando chance para que os músculos do aluno cresçam.

8.24.4 Alteração das posições inicial e final

Sobre a alteração das posições inicial e final, deve-se observar que em cada grau articular, existe a capacidade de gerar mais ou menos força, independentemente da condição física do praticante.

Há uma variação da força em relação ao ângulo dos músculos flexores do cotovelo durante a rosca direta (a regra é para todas as articulações e músculos sejam trabalhados). A força de contração é máxima (100%) num ângulo de 100 graus para o bíceps. Segundo alguns pesquisadores, a capacidade de desenvolvimento da força máxima do grupo muscular num determinado ângulo é dada como uma porcentagem da capacidade do ângulo ideal de 100 graus.

Observe a Figura 8.1, que simula a flexão do bíceps durante a rosca direta.

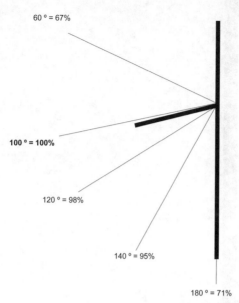

Figura 8.1 – Simulação de flexão do bíceps durante rosca direta.

Sabendo que em cada ângulo há uma maior ou menor capacidade de gerar força, isso significa que variar as posições inicial e final gera estímulos diferentes.

Desse modo, conclui-se que:

- Não se deve usar sempre o mesmo método de treinamento;
- Não se deve usar sempre o mesmo tipo de série;
- Não existe um melhor método de treino;
- O melhor método de treino é aquele que melhor se encaixa com a fase de treinamento em que o aluno se encontra;
- Para isso, deve sempre ser elaborada uma planilha com os dados, resultados e objetivos estabelecidos para o aluno para ficar claro o que ele está fazendo;
- A quantidade de variação dos estímulos citados anteriormente, depende do nível do praticante, do objetivo e do período de treinamento;
- A hipertrofia, vale lembrar, não é um método de treinamento, mas tão somente a consequência de um treinamento.

É importante sair das *receitas de bolo*, treinar de forma diferente, levando sempre em consideração as bases do treinamento desportivo e a fisiologia do exercício.

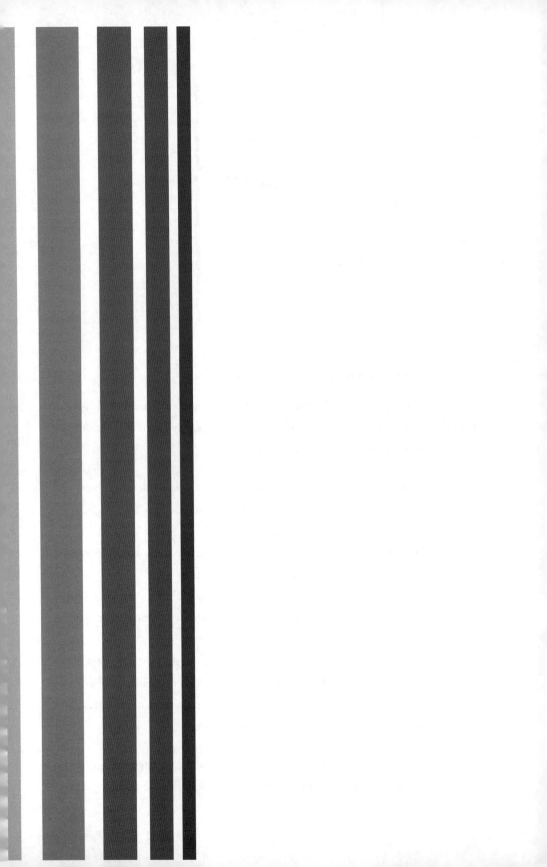

Referências

AGOSTINI, F.; BIOLO, G. Effect of physical activity on glutamine metabolism. *Curr. Opin. Clin. Nutr. Metab. Care*, v. 13, p. 58-64, 2010.

ALTCHEK, D.; DINES, D. Shoulder injuries in the throwing athlete. *J. Am. Acad. Orthop. Surg.*, v. 3, n. 3, p. 159-165, 1995.

AMERICAN COLLEGE OF SPORTS MEDICINE (ACSM). *ACSM's Guidelines for Exercise Testing and Prescription*. Philadelphia: Lippincott Williams & Wilkins, 2010. p. 286-299.

_____. Position Stand. Exercise and Fluid Replacement. *Med. Sci Sports Exer.*, v. 39, n. 2, p. 377-390, 2007.

AMERICAN COLLEGE OF SPORTS MEDICINE (ACSM)/ AMERICAN DIETETIC ASSOCIATION (ADA)/ DIETITIANS OF CANADA (DC). Nutrition and Athletic Performance: Joint Position Statement. *Med. Sci Sports Exer.*, p. 709-731, 2009.

ANVISA. AGÊNCIA NACIONAL DE VIGILÂNCIA SANITÁRIA. *Resolução da Diretoria Colegiada, RDC n. 18/2010*. Disponível em: <http://portal.anvisa.gov.br/wps/wcm/connect/65f5b80047457f258a d7de3fbc4c6735/RDC+dos+Atletas+-+Dicol.pdf?MOD=AJPERES>. Acesso: nov. 2011.

_____. *Alimentos para fins especiais*. 1998. Disponível em: <http://www.anvisa.gov.br/alimentos/legis/especifica/regutec.htm>. Acesso em: nov. 2011.

_____. Esclarecimentos sobre as avaliações de segurança e eficácia do Ácido linoleico conjugado – CLA. *Informes Técnicos*, 2007. Disponível em: <http://www.anvisa.gov.br/alimentos/informes/23_190407.htm>. Acesso em: dez. 2011.

_____. *Portaria nº 32, de 13 de janeiro de 1998*. Disponível em: <http://www.anvisa.gov.br/legis/portarias/32_98.htm>. Acesso em: nov. 2011.

_____. Resolução da diretoria colegiada – RDC nº. Disponível em: <http://portal.anvisa.gov.br/wps/wcm/connect/65f5b80047457f258ad7de3fbc4c6735/RDC+dos+Atletas+-+Dicol.pdf?MOD=AJPERES>. Acesso em: nov. 2011.

Aoi, W. et al. Dietary whey hydrolysate with exercise alters the plasma protein profile: A comprehensive protein analysis. *Nutrition*, v. 27, p. 687-692, 2011.

Apró, W.; Blomstrand, E. Influence of supplementation with branched-chain amino acids in combination with resistance exercise on p70S6 kinase phosphorylation in resting and exercising human skeletal muscle. *Acta Physiol.*, v. 200, n. 3, p. 237-248, 2010.

Arena, S. S.; Carazzato, J. G. A relação entre o acompanhamento médico e a incidência de lesões esportivas em atletas jovens de São Paulo. *Rev. Bras. Med. Esporte*, v. 13, n. 4, 2007.

Arena, S. S.; Mancini, R. U. Lesões esportivas, fatores de risco e exames de pré-participação para jovens atletas. *Rev. Ed. Fis. Cid. S. Paulo*, v. 3, n. 1, p. 21-29, 2003.

Armstrong, L. E. et al. Muscle soreness reports following exhaustive long distance running. Track and Field quart. *Rev. Kalamazoo* (Michigan), 1982.

Bahr, R.; Holme, I. Risk factors for sports injuries – a methodological approach. *Br. J. Sports Med.*, v. 37, n. 5, p. 384-392, 2003.

Bain, M. A.; Milne, R. W.; Evans, A. M. Disposition and Metabolite Kinetics of Oral L-carnitine in Humans. *J. Clin. Pharmacol.*, v. 46, n. 10, p. 1163-1170, 2006.

Baroni, B. M. et al. Prevalência de alterações posturais em praticantes de musculação. *Fisioter. Mov.*, v. 23, n. 1, p. 129-139, 2010.

Barros Neto, T. L. A controvérsia dos agentes ergogênicos: Estamos subestimando os efeitos naturais da atividade física? *Arq. Bras. Endocrinol. Metab.*, v. 45, n. 2, p. 121-122, 2001.

Barr, K. P.; Griggs, M.; Cadby, T. Lumbar stabilization: Core concepts and current literature, part 1. *Am. J. Phys. Med. Rehabil.*, v. 84, n. 6, p. 473-480, 2005.

Bemben, M. G.; Lamont, H. S. Creatine supplementation and exercise performance: recent findings. *Sports Med.*, v. 35, n. 2, p. 107-125, 2005.

Blomstrand, E. et al. Branched-chain amino acids activate key enzymes in protein synthesis after physical exercise. *J. Nutr.*, v. 136, n. 1 (suppl.), p. 269S-273S, 2006.

Borsheim, E. et al. Essential amino acids and muscle protein recovery from resistance exercise. *Am. J. Physiol. Endocrinol. Metab.*, v. 283, n. 4, p. E648-657, 2002.

Bossi, L. C. *Treinamento funcional na musculação*. São Paulo: Phorte, 2011.

Braun, S.; Kokmeyer, D.; Millett, P. J. Shoulder Injuries in the throwing athlete. *J. Bone Joint Surg. Am.*, v. 91-A, n. 4, p. 966-978, 2009.

Brukner, P; Khan, K. *Clinical sports medicine*. 3. ed. Sydney: McGraw-Hill, 2006.

Buckwalter, J. A.; Lane, N. E. Athletics and osteoarthritis. *Am. J. Sports Med.*, v. 25, n. 6, p. 873-881, 1997.

Buford, T. W. et al. International Society of Sports Nutrition position stand: creatine supplementation and exercise. *J. Int. Soc. Sports Nutr.*, v. 30, n. 4, p. 6, 2007.

BURKE, S. J. et al. Opposes the glucose-mediated induction of the L-PK gene by preventing the recruitment of a complex containing ChREBP, HNF4 alpha, and CBP. *FASEB J.*, v. 23, n. 9, p. 2855-2865, 2009.

BURKHEAD, W. Z.; ROCKWOOD, C. A. Treatment of instability of the shoulder with an exercise program. *J. Bone Joint Surg. Am.*, v. 74-A, n. 6, p. 890-896, 1992.

CAINE, D.; DIFIORI, J.; MAFFULLI, N. Physeal injuries in children's and youth sports: reasons for concern? *Br. J. Sports Med.*, v. 40, n. 9, p. 749-760, 2006.

CAINE, D.; MAFFULLI, N.; CAINE, C. Epidemiology of injury in child and adolescent sports: injury rates, risk factors, and prevention. *Clin. Sports Med.*, v. 27, n. 1, p. 19-50, 2008.

CARAZZATO, J. G. et al. Incidência de lesões pregressas do aparelho locomotor encontradas em avaliação global de 271 atletas jovens de elite de dez modalidades esportivas. *Rev. Bras. Ortop.*, v. 33, n. 12, p. 919-929, 1998.

CAREY, D. G. et al. The respiratory rate as a marker for the ventilatory threshold: comparison to other ventilatory parameters. *J. Exerc. Physiol. Online.*, v. 8, n. 2, p. 30-38, 2005.

CERRETELI, P.; MARCONI, C. L-Carnitine suplementation in humans: the effects on physical performance. *Int. J. Sports Med.*, v. 11, n. 1, p. 1-4, 1990.

CHOU, R. et al. Guideline Warfare Over Interventional Therapies for Low Back Pain: Can We Raise the Level of Discourse? *J. Pain.*, v. 12, n. 8, p. 833-839, 2011.

COELHO, C. F. et al. Aplicações clínicas da suplementação de L-carnitina. *Rev. Nutr.*, v. 18, n. 5, p. 651-659, 2005.

_____. The supplementation of L-carnitine does not promote alterations in the resting metabolic rate and in the use of energetic substrates in physically active individuals. *Arq. Bras. Endocrinol. Metabol.*, v. 54, n. 1, p. 37-44, 2010.

COELHO-RAVAGNANI, C. F.; CAMARGO, V. R.; RAVAGNANI, F. C. P. Consumo de suplementos nutricionais por praticantes de musculação em academia de Campo Grande-MS. *Nutrição em Pauta*, v. 15, p. 50-53, 2007.

COOKE, M. B. et al. Whey protein isolate attenuates strength decline after eccentrically-induced muscle damage in healthy individuals. *J. Int. Soc. Sports Nutr.*, v. 7, n. 30, p. 2-9, 2010.

CRIBB, P. J.; WILLIAMS, A. D.; HAYES, A. A creatine-protein-carbohydrate supplement enhances responses to resistance training. *Med. Sci. Sports Exerc.*, v. 39, n. 11, p. 1960-1968, 2007.

DALBO, V. J. et al. Putting to rest the myth of creatine supplementation leading to muscle cramps and dehydration. *Br. J. Sports Med.*, v. 42, n. 7, p. 567-573, 2008.

DODERO, S. R.; COELHO-RAVAGNANI, C. F.; TIRAPEGUI, J. Eficácia e segurança do ácido linoleico conjugado na redução da gordura. *Nutrire*, v. 36, n. 2, p. 91-108, 2011.

DOMINGUES FILHO, L. A. *Manual do personal trainer brasileiro*. São Paulo: Ícone, 2012.

DOWNING, J.; BALADY, G. J. The role of exercise training in heart failure. *J. Am. Coll. Cardiol.*, v. 58, n. 6, p. 561-569, 2011.

DRINKWATER, B. L.; BRUEMNER, B.; CHESNUT, C. H. Menstrual history as a determinant of current bone density in young athletes. *J. Am. Med. Assoc.*, v. 263, p. 545-548, 1990.

EKSTRAND, J.; GUILLQUIST, J. Soccer injuries and their mechanisms: a prospective a study. *Med. Sci. Sports Exerc.*, v. 15, n. 3, p. 267-270, 1983.

FEIGENBAUM, M. M.; POLLOCK, M. Prescription of resistance training for health and disease. *Med. Sci. Sports Exerc.*, v. 1, n. 1, p. 38-45, 1999.

FELLER, A. G.; RUDMAN, D. Role of carnitine in human nutrition. *J. Nutr.*, v. 118, n. 5, p. 541-547, 1988.

FIORE, P. et al. Short-term effects of high-intensity laser therapy versus ultrasound therapy in the treatment of low back pain: a randomized controlled trial. *Eur. J. Phys. Rehabil. Med.*, v. 47, p. 1-7, 2011.

FISBERG, R. M. et al. *Inquéritos Alimentares*: métodos e bases científicas. São Paulo: Manole, 2005. 334 p.

FOX, E. L.; MATHEWS, P. F. Apêndice C: Lei dos gases. In: Fox, E. L.; BOWERS, R. W.; FOSS, M. L. *Bases fisiológicas da educação física e dos desportos*. 3. ed. Rio de Janeiro: Interamericana, 1983. p. 435-439.

FRIDÉN, J. M.; SJÖSTRÖM, B.; EKBLOM, A. Morphological study of delayed muscle soreness. *Experientia*, p. 37-506, 1981.

GASKILL, S. E. et al. Validity and reliability of combining three methods to determine ventilatory threshold. *Med. Sci. Sports Exerc.*, v. 33, n. 11, p. 1841-1848, 2001.

GLEESON, M. Interrelationship between physical activity and branched-chain amino acids. *J. Nutr.*, v. 135, Suppl. 6, p. 1591S-5S, Jun. 2005.

_____. Dosing and Efficacy of Glutamine Supplementation in Human Exercise and Sport Training. *J. Nutr.*, v. 138, p. 2045S-2049S, 2008.

GORDON, N. F. *Arthrits*: your complete exercise guide. Dallas: Human Kinetics Publishers, 1993.

GREENHAFF, P. L. et al. Disassociation between the effects of amino acids and insulin on signaling, ubiquitin ligases, and protein turnover in human muscle. *Am. J. Physiol. Endocrinol. Metab.*, v. 295, n. 3, p. E595-604, 2008.

GUALANO, B. et al. Effects of creatine supplementation on renal function: a randomized, double-blind, placebo-controlled clinical trial. *Eur. J. Appl. Physiol.*, v. 103, n. 1, p. 33-40, 2008.

_____. Branched-chain amino acids supplementation enhances exercise capacity and lipid oxidation during endurance exercise after muscle glycogen depletion. *J. Sports Med. Phys. Fitness.*, v. 51, n. 1, p. 82-88, 2011a.

_____. Creatine supplementation does not impair kidney function in type 2 diabetic patients: a randomized, double-blind, placebo-controlled, clinical trial. *Eur. J. Appl. Physiol.*, v. 111, n. 5, p. 749-756, 2011b.

GUEDES JR., D. P. *Musculação*: estética e saúde feminina. São Paulo: Phorte, 2003.

GUEDES JR., D. P.; SOUZA JR., T. P.; ROCHA, A. C. *Treinamento personalizado em musculação*. São Paulo: Phorte, 2008.

GUILLODO, Y.; LE GOFF, A.; SARAUX, A. Adherence and effectiveness of rehabilitation in acute ankle sprain. *Ann. Phys. Rehabil. Med.*, v. 54, n. 4, p. 225-235, 2011.

HALL, C. M.; BRODY, L. T. *Therapeutic exercise*: moving toward function. Philadelphia: Third Edition, 1999.

HARAGUCHI, F. K. et al. Whey protein precludes lipid and protein oxidation and improves body weight gain in resistance-exercised rats. *Eur. J. Nutr.*, v. 50, n. 5, p. 331-339, 2011.

HARTMAN, J. W. et al. Timing of amino acid–carbohydrate ingestion alters anabolic response of muscle to resistance exercise. *Am. J. Physiol. Endocrinol. Metab.*, v. 281, n. 2, p.E197-206, 2001.

HASKELL, W. L. et al. Physical activity and public health: updated recommendation for adults from the American College of Sports Medicine and the American Heart Association. *Med. Sci. Sports Exerc.*; v. 39, n. 8, p. 1423-1434, 2007.

HIATT, W. R. et al. Carnitine and acylcarnitine metabolism during exercise in humans. *J. Clin. Invest.*, v. 84, n. 4, p. 1167-1173, 1989.

HORTA, L.; CUSTÓDIO, J. Elaboração de um programa de prevenções de lesões: os fatores de risco e os cuidados preventivos. In: HORTA, L. *Prevenção de lesões no desporto*. Lisboa: Editorial Caminho, 1995. p. 1-47.

HOWLEY, J. et al. Strategies to enhance fat utilization during exercise. *Sports Med.*, v. 25, n. 4, p. 241-257, 1998.

HULSTYN, M. J.; FADALE, P. D. Shoulder injuries in the athlete. *Clin. Sports Med.*, v. 16, n. 4, p. 663-679, 1997.

INSTITUTE OF MEDICINE. *Fluid Replacement and Heat Stress*. Washington: National Academies Press, 1994.

_____. *Dietary Reference Intakes for Energy, Carbohydrate, Fiber, Fat, Fatty Acids, Cholesterol, Protein, and Amino Acids*. Washington: National Academies Press, 2005.

JONES, N. L. Exercise testing in pulmonary evaluation: Rationale, methods and normal respiratory response to exercise. *N. Engl. J. Med.*, n. 293, p. 541-544, 1975.

KENDALL, F. P. et al. *Músculos*: provas e funções. 4. ed. São Paulo: Manole, 1995.

KENNEDY, A. et al. Antiobesity mechanisms of action of conjugated linoleic acid. *J. Nutr. Biochem.*, v. 21, n. 3, p. 171-179, 2010.

KERKSICK, C. et al. International Society of Sports Nutrition position stand: nutrient timing. *J. Int. Soc. Sports Nutr.*, v. 3, n. 5, p. 17, 2008.

KERR, Z. Y.; COLLINS, C. L.; COMSTOCK, R. D. Epidemiology of weight training related injuries presenting to United States emergency departments, 1990 to 2007. *Am. J. Sports Med.*, v. 38, n. 4, p. 765-771, 2010.

KLÜGL, M. et al. The prevention of sport injury: an analysis of 12,000 published manuscripts. *Clin. J. Sport Med.*, v. 20, n. 6, p. 407-412, 2010.

KOBAYASHI, H. et al. Reduced amino acid availability inhibits muscle protein synthesis and decreases activity of initiation factor eIF2B. *Am. J. Physiol. Endocrinol. Metab.*, v. 284, n. 3, p. E488-498, 2003.

KRAEMER, W. J.; RATAMESS, N. A. Fundamentals of resistance training: progression and exercise prescription. *Med. Sci. Sports Exerc.*, v. 36, n. 4, p. 674-688, 2004.

KREIDER, R. B. et al. ISSN exercise & sport nutrition review: research & recommendations. *J. Int. Soc. Sports Nutr.*, v. 7, n. 7, p. 2-43, 2010.

KRISTENSEN, J.; FRANKLYN-MILLER, A. Resistance training in musculoskeletal rehabilitation: a literature review. *Br. J. Sports Med.*, v. 46, n. 10, p. 719-26, 2011.

KRISSANSEN, G. W. Emerging Health Properties of Whey Proteins and Their Clinical Implications. *J. Am. Coll. Nutr.*, v. 26, n. 6, p. 713S-723S, 2007.

LAGRANHA, C. J. et al. The effect of glutamine supplementation and physical exercise on neutrophil function. *Amino Acids.*, n. 34, p. 337-346, 2008.

LAVALLEE, M. E.; BALAM, T. An Overview of Strength Training Injuries: Acute and Chronic. *Curr. Sports Med. Rep.*, v. 9, n. 5, p. 307-313, 2010.

LAWSON, R. E.; MOSS, A. R.; GIVENS, I. D. The role of dairy products in supplying conjugated linoleic acid to man's diet: a review. *Nutr. Res. Rev.*, v. 14, n. 1, p. 153-172, 2001.

LAYMAN, D. K.; BAUM, J. I. Dietary protein impact on glycemic control during weight loss. *J. Nutr.*, v. 134, n. 4, p. 968S-973S, 2004.

LOPEZ, R.; SILVA, K. Hidroginástica e osteoporose. Lecturas: Educación Física y Deportes. *Revista Digital de Buenos Aires*, v. 8, n. 44, 2002.

MACHADO, D. Z.; SCHNEIDER, A. P. Consumo de suplementos alimentares entre frequentadores de uma academia de ginástica de Porto Alegre – Rio Grande do Sul. *Nutrição em Pauta*, n. 78, p. 13-17, 2006.

MALINA, R. M.; BOUCHARD, C. *Atividade física do atleta jovem*: do crescimento à maturação. São Paulo: Roca, 2002.

MARSHALL, K. Therapeutic Applications of Whey Protein. *Altern. Med. Rev.*, v. 9, n. 2, p. 136-156, 2004.

MARZANO-PARISOLI, M. M. *Pensar o corpo*. Petrópolis: Vozes, 2004.

MATSUMOTO, K. et al. Branched-chain amino acid supplementation increases the lactate threshold during an incremental exercise test in trained individuals. *J. Nutr. Sci. Vitaminol.*, v. 55, n. 1, p. 52-58, 2009.

McARDLE, W. D.; KATCH, F. I.; KATCH, V. L. *Fisiologia do exercício*: energia, nutrição e desempenho humano. 6. ed. Rio de Janeiro: Guanabara-Koogan, 2008.

_____. *Nutrição para o desporto e exercício*. 3. ed. Rio de Janeiro: Guanabara-Koogan, 2011.

McBAIN, K. et al. Prevention of sports injury I: a systematic review of applied biomechanics and physiology outcomes research. *Br. J. Sports Med.*, v. 46, v. 3, p. 169-73, 2011.

McLeod, R. S. et al. Conjugated linoleic acids, atherosclerosis, and hepatic very-low-density lipoprotein metabolism. *Am. J. Clin. Nutr.*, v. 79, n. 6 (suppl.), p.1169S-1174S, 2004.

McMurray, R. G.; Anderson, J. J. B. Introdução à nutrição no exercício e no esporte. In: Hickson, J. F.; Wolinsky, I. *Nutrição no Exercício e no Esporte*. 2. ed. São Paulo: Roca, 2002. p. 1-16.

Medina, M. C. G. *Condição previdência, saúde e incapacidade de idosos residentes no município de São Paulo*. 1993. Tese (Doutorado) – Departamento de Epidemiologia da Faculdade de Saúde Pública, Universidade de São Paulo, São Paulo. 1993.

Meeuwisse, W. H. et al. A dynamic model of etiology in sport injury: the recursive nature of risk and causation. *Clin. J. Sport Med.*, v. 17, n. 3, p. 215-219, 2007.

NSGA (National Sporting Goods Association). Ten-year history of sports participation, 2010. Disponível em: <http://www.nsga.org/files/public/10YearHistory_4web_090327.pdf>. Acesso em: ago. 2011.

Nelson, M. E. et al. Physical activity and public health in older adults: recommendation from the American College of Sports Medicine and the American Heart Association. *Med. Sci. Sports Exerc.*, v. 39, n. 8, p. 1435-1445, 2007.

Nobre, L. *(Re)projetando a academia de ginástica*. São Paulo: Phorte, 1999.

Pariza, M. W.; Ha, Y. L. Conjugated dienoic derivatives of linoleic acid: a new class of anticarcinogens. *Med. Oncol. Tumor Pharmacother.*, v. 7, n. 2-3, p. 169-71, 1990.

Pariza, M. W.; Park, Y.; Cook, M. E. The biologically active isomers of conjugated linoleic acid. *Prog. Lipid. Res.*, v. 40, n. 4, p. 283-98, 2001.

Paul, G. L. The Rationale for Consuming Protein Blends in Sports Nutrition. *J. Am. Coll. Nutr.*, v. 28, n. 4, p. 464S-472S, 2009.

Pereira, R. F.; Lajolo, F. M.; Hirschbruch, M. D. Consumo de suplementos por alunos de academias de ginástica em São Paulo. *Rev. Nutr.*, v. 16, n. 3, p. 265-272, 2003.

Peterson, L.; Renström, P. *Lesões do esporte*: prevenção e tratamento. 3. ed. São Paulo: Manole, 2002.

Pfeiffer, R. P.; Mangus, B. C. *Concepts of Athletic Training*. 6. ed. Burlington: Jones & Bartlett Learning, 2012.

Porto, F. A. *Centro de treinamento físico personalizado*. Brasília: SEBRAE/DF, 1999.

Powell, J. W.; Barber-Foss, K. D. Sex-related injury patterns among selected high school sports. *Am. J. Sports Med.*, v. 28, n. 3, p. 385-391, 2000.

Putman, C. T. et al. Satellite cell cntent and myosin isoforms in low-frequency-stimulated fast muscle of hypothyroid rat. *J. Appl Physiol.*, v. 86, p. 40, 1999.

Ramos, M. J.; Mansolo, C. A. Efeito de 8 meses de hidroginástica em idosas com osteoporose. *Motriz*, v. 13, n. 2, p. 114-119, 2007.

Raske, A.; Norlin, R. Injury incidence and prevalence among elite weight and power lifters. *Am. J. Spins Med.*, v. 30, n. 2, p. 248-256, 2002.

REBOUCHE, C. J.; LOMBARD, K. A.; CHENARD, C. A. Renal adaptation to dietary carnitine in humans. *Am. J. Clin. Nutr.*, v. 58, n. 5, p. 660-665, 1993.

RENNIE, M. J. et al. Branched-chain amino acids as fuels and anabolic signals in human muscle. *J. Nutr.*, v. 136, n. 1 (suppl.), p. 264S-268S, 2006.

ROCHE, H. M.; NOONE, E.; GIBNEY, A. N. Conjugated linoleic acid: a novel therapeutic nutrient? *Nutr. Res. Rev.*, v. 14, n. 1, p. 173-187, 2001.

ROGERO, M. M.; TIRAPEGUI, J. Aspectos atuais sobre aminoácidos de cadeia ramificada e exercício físico. *Braz. J. Pharm. Sci.*, v. 44, n. 4, p. 563-575, 2008.

SAFDAR, A. et al. Global and targeted gene expression and protein content in skeletal muscle of young men following short-term creatine monohydrate supplementation. *Physiol. Genomics.*, v. 32, n. 2, p. 219-228, 2008.

SANTOS, S. F.; SALLES, A. D. Antropologia de uma academia de musculação: um olhar sobre o corpo e um espaço de representação social. *Rev. Bras. Educ. Fís. Esporte*, v. 23, n. 2, p. 87-102, 2009.

SGARBIERI, V. Propriedades fisiológicas-funcionais das proteínas do soro de leite. *Rev. Nutr.*, v. 17, n. 4, p. 397-409, 2004.

SHIMOMURA, Y. et al. Exercise Promotes BCAA Catabolism: Effects of BCAA Supplementation on Skeletal Muscle during Exercise. *J. Nutr.*, v. 134, p. 1583S-1587S, 2004.

SILVA, T. A. A. et al. Sarcopenia associada ao envelhecimento: Aspectos etiológicos e opções terapêuticas. *Rev. Bras. Reumatol.*, v. 46, n. 6, p. 391-397, 2006.

SIMAS, C. E. G. et al. Avaliação da segurança na utilização de aparelhos de musculação por idosos. *Rev. Bras. Geriatr. Gerontol.*, v. 11, n. 2, 2008.

SINAKI, M. Exercise and Physical Therapy. In: RIGGS B. L., MELTON L. J. (Ed.). *Osteoporosis*: etiology, diagnosis and management. New York: Raven Press, 1989. p. 19.

SOCIEDADE BRASILEIRA DE MEDICINA DO EXERCÍCIO E DO ESPORTE (SBME). Modificações dietéticas, reposição hídrica, suplementos alimentares e drogas: comprovação de ação ergogênica e potenciais riscos para a saúde. *Rev. Bras. Med. Esporte*, v. 15 (supl.), n. 2, 2009.

SOO, C. E.; JUNG, Y.; KEW, K. C. Effects of carnitine intake and aerobic exercise on blood lipid levels and physical performance. *Med. Sci. Sports Exer.*, v. 36, n. 5, p. S176, 2004.

SZEJNFELD, V. L. Epidemiologia da osteoporose e fraturas. In: SZEJNFELD, V. L. *Osteoporose*: diagnóstico e tratamento. São Paulo: Sarvier, 2000. p. 63-74.

TANAKA, H.; MONAHAN, K. D.; SEALS, D. R. Age-predicted maximal heart rate revisited. *J. Am. Coll. Cardiol.*, v. 37, n. 1, p. 153-6, 2001.

TERPSTRA, A. H. M. Effect of conjugated acid on body composition and plasma lipids in humans: an overview of the literature. *Am. J. Clin. Nutr.*, v. 79, n. 3, p. 352-61, 2004.

TIPTON, K. D. et al. Postexercise net protein synthesis in human muscle from orally administered amino acids. *Am. J. Physiol.*, v. 276, p. E628-34, 1999.

_____. Timing of amino acid-carbohydrate ingestion alters anabolic response of muscle to resistance exercise. *Am. J. Physiol. Endocrinol. Metab.*, v. 281, p. E197-206, 2001.

TORQUATO, J. L. S. *Consumo de suplementos nutricionais por praticantes de musculação em academias de Cuiabá-MT*. 2010. Monografia (trabalho de conclusão de curso). Cuiabá: 2010.

TOPP, R. Rehabilitation of a functionally limited, chronically ill older adult: a case study. *Rhabilitation Nurs.*, v. 28, n. 5, p. 154-158, 2003.

TUFTS UNIVERSITY HEALTH & NUTRITION LETTER. *Preventing a common form of arthritis with exercise*: a simple way to keep the Knees from "going", v. 15, n. 8, 1997.

UNITED STATES DEPARTMENT OF HEALTH AND HUMAN SERVICES AND UNITED STATES DEPARTMENT OF AGRICULTURE. *Dietary Guidelines for Americans*. Washington: US Government Printing Office, 2005.

VAZ, F. M.; WANDERS, R. J. A. Carnitine byosynthesis in mammals. *Biochem. J.*, v. 361, n. 3, p. 417-429, 2002.

VILLANI, R. et al. L-carnitine supplementation combined with aerobic training does not promote weight loss in moderately obese women. *Int. J. Sport Nutr.*, v. 10, n. 2, p. 199-207, 2000.

VISVANATHAN, R.; CHAPMAN, I. Preventing sarcopaenia in older people. *Maturitas*, v. 66, n. 4, p. 383-388, 2010.

VOLKERT, D. The role of nutrition in the prevention of sarcopenia. *Wien. Med. Wochenschr.*, v. 161, n. 17-18, p. 409-415, 2011.

WALL, B. T. et al. Chronic oral ingestion of l-carnitine and carbohydrate increases muscle carnitine content and alters muscle fuel metabolism during exercise in humans. *J. Physiol.*, v. 589, n. 4, p. 963-973, 2011.

WEBER K. T.; JANICK, J. S. *Cardiopulmonary exercise testing*: physiological principles and clinical applications. Philadelphia: WB Saunders, 1986.

WEINECK, J. *Biologia do Esporte*. São Paulo: Manole, 1991.

WHIGHAM, L. D.; WATRAS, A. C.; SCHOELLER, D. A. Efficacy of conjugated linoleic acid for reducing fat mass: a meta-analysis in humans. *Am. J. Clin. Nutr.*, v. 85, n. 5, p. 1203-1211, 2007.

WILK, K. E.; MACRINA, L. C.; REINOLD, M. M. Non-operative rehabilitation for traumatic and atraumatic glenohumeral instability. *N. Am. J. Sports Phys. Ther.*, v. 1, n. 1, 2006.

WILMORE, J. H.; COSTILL, D. L. *Fisiologia do esporte e do exercício*. 2. ed. São Paulo: Manole, 2001.

WHO/OMS. *World Population Prospects*: The 2010 Revision, 2011.

YAN, Z. Skeletal Muscle adaptation and cell cycle regulation. *Exerc. Sports Sci. Rev.*, p. 1-24, 2000.

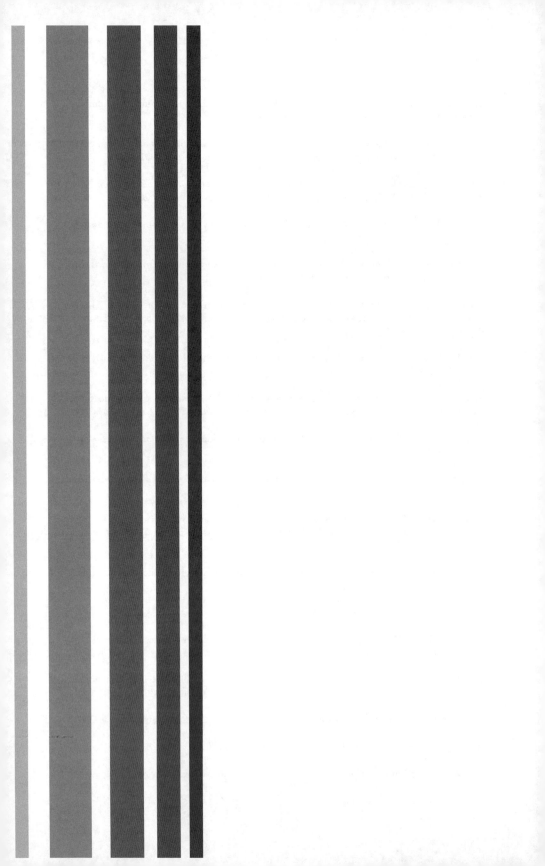

Sobre o autor

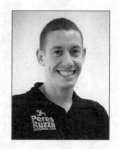

Fabiano Pinheiro Peres é mestre em Educação Física pela Unimep (2004), especialista em Fisiologia do Exercício pela Unifesp (2000) e graduado em Educação Física pela Unesp (1998). É professor do curso de Educação Física do Centro Universitário das Faculdades Associadas de Ensino (Unifae), em São João da Boa Vista-SP e professor convidado dos cursos de Pós-graduação da Universidade Gama Filho, Universidade Santa Cecília, Instituto Educacional ENAF e do curso de Especialização em Fisiologia do Exercício e Nutrição Esportiva pela Funorte, na cidade de Cacoal-RO. Membro do American College of Sports Medicine (2008-2009). Professor convidado do curso de Especialização em Medicina Esportiva pelo Instituto de Ortopedia e Traumatologia da Faculdade de Medicina da USP (2003-2005). Professor e coordenador do curso de Educação Física da Universidade São Francisco (2004-2010). Já realizou mais de 120 cursos e palestras pelo Brasil. É colunista da revista *Supertreino*, periódico especializado na área de musculação desde 2003. É autor de vários artigos científicos com publicação no Brasil, Europa e Estados Unidos. Escreveu também artigos que foram reunidos em algumas obras, entre eles: Fisiologia do exercício aplicada ao ciclismo Indoor, em *Ciclismo Indoor: guia teórico prático*; Glutamina e carnitina, em *Nutrição esportiva: aspectos relacionados à suplementação nutricional*; e Avaliação da composição corporal, no livro *Manual de avaliação física*. Triatleta desde 1991, participando de competições nacionais e internacionais, incluindo o Campeonato Mundial de *Triathlon*, em Perth, Austrália (1997), e o *IronMan*, em Porto Seguro (2000). É *personal trainer* desde 1999. Sócio-proprietário do PeresRuzza Personal Club - Estúdio de treinamento personalizado - Bragança Paulista (SP). Proprietário e Diretor Técnico da Trirun Assessoria Esportiva.

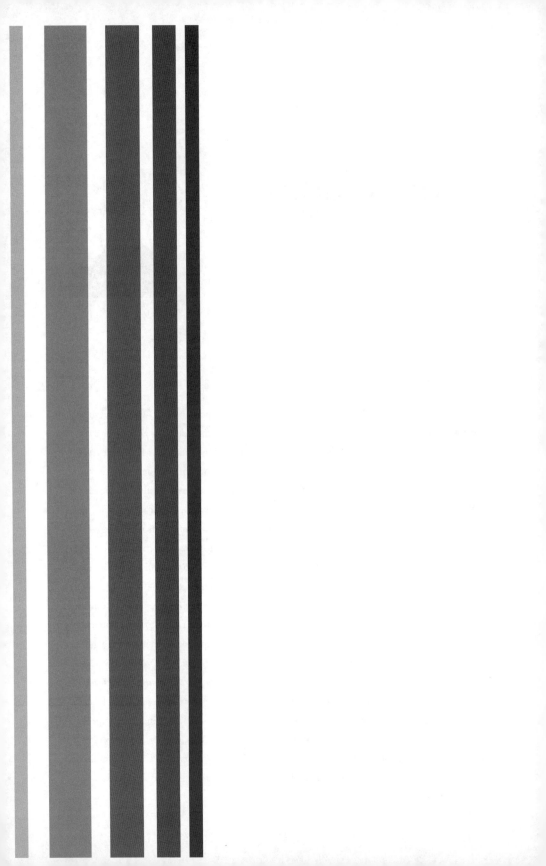

Colaboradores

Christianne de Faria Coelho Ravagnani

Graduada em Educação Física pela Universidade Estadual de Londrina (UEL); em Nutrição pelo Centro Universitário Filadélfia, com pós-graduação em Nutrição Clínica e Desportiva e em Exercício Físico, Nutrição e Medicina na Saúde e no Esporte pela Faculdade de Medicina da Unesp, além de aprimoramento profissional em Bioquímica Nutricional e Dietética pela Unesp-Botucatu. É mestre e doutora em Nutrição Humana Aplicada pela Universidade de São Paulo (USP). Atualmente, é professora adjunta II da Universidade Federal do Mato Grosso (UFMT) e orientadora no programa de mestrado em Biociências-Nutrição da UFMT.

Elaine Cristina Leite Pereira

Fisioterapeuta pela Universidade Federal de São Carlos (UFSCar); mestre e doutora em Biologia Celular e Estrutural na área de Anatomia pela Universidade Estadual de Campinas (Unicamp). Especialista em Formação em Educação a Distância. Professora adjunta na Universidade de Brasília (UnB). Orientadora na Especialização em Saúde da Família da UnB e em Tecnologias Aplicadas ao Ensino de Biologia da Universidade Federal de Goiás (UFG). É revisora do *Brazilian Journal of Physical Therapy* e desenvolve pesquisas na área de Plasticidade dos Músculos Esqueléticos.

Felipe Risi Leonetti

Artista nato.

João Felipe Mota

Nutricionista pela Pontifícia Universidade Católica de Campinas, com pós-graduação em Cuidados Nutricionais do Paciente e Desportista, pela Faculdade de Medicina da Unesp, aprimoramento profissional em Bioquímica Nutricional e Dietética pela Unesp, mestre em Patologia pela Unesp e doutor em Ciências da Saúde pela Unifesp. É especialista em Nutrição Clínica e Esportiva, pela Associação Brasileira de Nutrição (ASBRAN) e em Nutrição Ortomolecular pela FAPES-FACIS. Membro do Departamento de Nutrição e Metabologia da Sociedade Brasileira de Diabetes. Atualmente, é professor adjunto da Universidade Federal de Goiás (UFG) e orientador no programa de pós-graduação em Nutrição desta instituição.

Luiz Antônio Domingues Filho

Formado em Educação Física (CREF: 2.197-G/SP), pela Universidade Federal do Mato Grosso do Sul (UFMS). Especialista em Administração, Engenharia e *Marketing* Desportivo, pela Universidade Gama Filho do Rio de Janeiro (UGF), e mestre em Educação Física pela Universidade Metodista de Piracicaba (Unimep). Publicou seis livros, possui vários artigos em periódicos científicos especializados, tem matérias em revistas e jornais diversos, de circulação regional e nacional, além de inúmeras aparições na televisão. É diretor da In Forma – Centro de Atividade Corporal, em Santos-SP. Tem 22 anos de experiência na área de Educação Física como escritor, autor, treinador, administrador, consultor, organizador de eventos e palestrante.

Márcia Cristina Leite Pereira

Graduada em Educação Física pela Universidade Estadual de Campinas (CREF: 082503-G/SP). Especialista em Atividades Aquáticas pela FMU. Mestre em Neurociências pela Universidade Federal de São Paulo (Unifesp) e doutoranda nesta mesma instituição.

Paulo Roberto Santos Silva

Graduado em Educação Física, pela Faculdade de Guarulhos (CREF: 045207-G/SP). Especialista em Fisiologia do exercício na saúde e na doença, Reabilitação cardíaca e Prescrição de treinamento físico, pela Seção de Medicina Especial do Laboratório de Avaliação Cardiorrespiratória e Metabólica do Serviço de Condicionamento Físico da Divisão de Cardiologia Social (Medicina Especial), do Instituto do Coração (InCor) e do Hospital das Clínicas da Faculdade de Medicina da Universidade de São Paulo (USP). Professor e coordenador do módulo Fisiologia do exercício, do curso de especialização em Medicina Esportiva do Instituto de Ortopedia do Hospital das Clínicas da Faculdade de Medicina da Universidade de São Paulo (FMUSP), de 2003 a 2007. Professor e coordenador do módulo de Fisiologia do Exercício do Curso de Especialização em Fisiologia e Biomecânica do Instituto de Ortopedia e Traumatologia do Hospital das

Clínicas da FMUSP, desde 2002. Professor da disciplina optativa Medicina do Esporte, no curso de graduação da FMUSP. É autor de vários capítulos de livro, com temas voltados à Fisiologia do exercício. É autor de vários artigos publicados em revistas nacionais e internacionais. É fisiologista do Laboratório de Estudos do Movimento (LEM) do Instituto de Ortopedia e Traumatologia (IOT), ligado ao Laboratório de Investigação Médica do Sistema Musculoesquelético (LIM – 41) do Hospital das Clínicas da FMUSP, desde 2002. É doutor em Ciências também pela FMUSP.

Talitha Ruzza

Bacharel em Educação Física pela Universidade São Francisco (CREF: 085122-G/SP). Especialista em Fisiologia do exercício e treinamentos aplicados a clubes e academias, pela Universidade Gama Filho (UGF). *Personal trainer* com ênfase em estética feminina. Sócia--proprietária do PeresRuzza Personal Club - Estúdio de treinamento personalizado - Bragança Paulista (SP).

Sobre o Livro
Formato: 16 x 23 cm
Papel: Offset 63g
nº páginas: 224
1ª edição: 2013

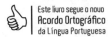

Equipe de Realização
Assistência editorial
Liris Tribuzzi

Assessoria editorial
Maria Apparecida F. M. Bussolotti

Edição de texto
Gerson Silva (Supervisão de revisão)
Ronaldo Galvão (Preparação do original e copidesque)
Jaqueline Carou e Ana Carolina Corrêa (Revisão)

Editoração eletrônica
Évelin Kovaliauskas Custódia (Capa, projeto gráfico e diagramação)
Douglas Docelino (Gráficos)
Felipe Risi Leonetti (Ilustrações)

Fotografia
Alexandre Mazzolla (Fotos)

Impressão
Gráfica Edelbra